がんと向き合うあなたへ

～ 知りたいこと、伝えたいこと～

九州がんセンター 編著

バリューメディカル

みなさんに信頼される
パートナーになるために

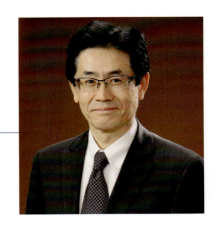

九州がんセンター　院長
藤　也寸志
（とう　やすし）

皆さんと九州がんセンターの新たな
パートナーシップを築くために

　当院では、2016年3月に全面建て替えによる新病院がオープンしました。それから約2年が経過し、ハード面だけでなくソフト面も含めて大きな進歩をとげています。そこで、皆さんにがんの診療や研究などにおける当院の活動の全てをご理解いただくために、本書の発刊を計画しました。がん医療に関わらず、医療においては患者さんやご家族と私たち医療者との信頼関係、パートナーシップが必要とされます。本書が、皆さんと当院の新たなパートナーシップを築くためのお役に立てれば望外の喜びです。

基本理念をベースに、
日本をリードするがん専門病院へ

　当院は、昭和47年（1972年）に九州で唯一のがん専門診療施設として開設され、2018年で46年目を迎えました。当院の基本理念は、〈私たちは「病む人の気持ちを」、そして「家族の気持ちを」尊重し、温かく、思いやりのある、最良のがん医療をめざします〉です。この基本理念は、初代 入江英雄院長の「病む人の気持を」、2代 森脇滉院長の「家族の気持を」という言葉をベースとして作られました。今まさにがん医療で大切だと言われていることを40年以上前から強く認識し、当院の今に受け継がれている言葉です。そして、当院はこの理念のもと、

歴代の院長のモットーとともに発展してきました。

　新病院が完成し、当院は新たに大きな一歩を踏み出しました。地域の医療者の皆さんのご協力をいただきながら、歴代の全スタッフが絶え間なく努力することによって築き上げられ継承されてきた歴史と伝統を、さらに発展させ、またそれを次世代へ継承しなければなりません。掲げた基本理念をベースとして、**「患者さんにもご家族にもスタッフにも優しい日本をリードするがん専門病院」を新生九州がんセンターのビジョンとして掲げ、さらに「世界トップレベルのがん専門病院」**を目指していこうと思います。

　2007年に制定された「がん対策基本法」に基づいたがん対策推進基本計画で、現在全国に約400のがん診療連携拠点病院が指定されています。さらに各都道府県には、そのリーダーとして1～2病院が「都道府県がん診療連携拠点病院」として選出されています。当院は福岡県の「都道府県がん診療連携拠点病院」に指定されていますが、地域のがん医療への貢献を目指しているだけでなく、がんの情報発信やがん患者さんとご家族の相談支援、緩和ケアなどにおいて全国レベルでの貢献も認められています。

患者さん・ご家族へのサポート体制の
充実と、最高のがん医療の提供

　超高齢社会が到来し、がん患者数は今後も当分の間増加し続けます。がん患者さんやご家族、国民の

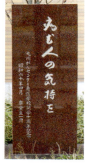
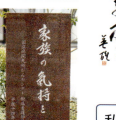

九州がんセンター歴代院長のモットーと基本理念

初代 入江 英雄 先生
2代 森脇 滉 先生
3代 大田 満夫 先生
4代 秦 一雄 先生
5代 塚本 直樹 先生
6代 牛尾 恭輔 先生
7代 岡村 健 先生

病む人に学ぶ

任期半ばで急逝されました

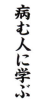

病む人に備える

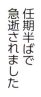

病む人を癒す

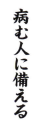

病む人を支える

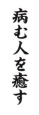

私たちは「病む人の気持ちを」、そして「家族の気持ちを」尊重し、温かく、思いやりのある、最良のがん医療をめざします。

希望や期待を受け止めながら、当院は単なる治療後の生存率の向上だけでなく、がん患者さんやご家族のサポート体制を充実し、生活の質や満足度の向上を求めていかなければなりません。新しくなった当院では、外来・病棟ともに患者さんのためのスペースを広く取り、各所に中庭を設けるなど採光に配慮し、明るく安らぎのある病院を目指しました。

例えば、ゆったりと落ち着いた療養環境を提供するために、外来の「化学療法センター」を大幅に拡張しました。また、患者さんやご家族の相談支援やがんの情報発信のために、「がん相談支援センター」を強化拡張し、新設した「緩和ケアセンター」、大きな「患者サロン」「患者図書室」「アピアランスケアルーム」とともに玄関横に集結させ、〈患者・家族支援センター〉として機能させています。

最高のがん医療を提供するための設備もさらに充実させています。胸腔鏡・腹腔鏡手術の推進はもとより、世界最高機能の放射線治療装置を備えた「高精度放射線治療センター」のさらなる充実、放射線診断部へのPET/CTや高精度CTの新設など、多くの取り組みを行いました。

当院の使命の1つである臨床研究にもさらに力を入れています。「臨床研究センター」を中心として、新しい治療法や新薬開発のための研究（多くの世界規模の試験を含む臨床試験や治験）を実施しており、それらの実施数や研究の質の両面で、この分野でも日本のリーダー施設の1つになっています。こ

れら以外にも全スタッフの総力を結集した「チームによるがん集学的治療」のさらなる推進など、数多くの取り組みを行っています。

最終目標は「がんの克服」と「患者さん・ご家族の満足」

私たちは、"どうすれば九州がんセンターが皆さんにとってベストのがんセンターになれるか？"を全スタッフで常に追求していきます。そして、その実現のためには、皆さんとの〈新たなパートナーシップ〉を築くことが必要です。がん患者さんとご家族にとっては〈ともに歩むパートナー〉に、地域の医療者の皆さんにとっては〈福岡の、九州の、そして日本のがん医療の質を高めていくパートナー〉になる努力をしていきます。最終の目標は、「がんの克服」とともに「患者さん・ご家族の満足」です。

皆さんのお力添えをいただきながら、一つひとつの課題を確実にクリアできるように頑張っていきます。当院のさらなる充実を図り、また地域のみならず日本のがん医療の発展のため、そして何よりがん専門施設として、病院の基本理念である「病む人の気持ちを」、さらに「家族の気持ちを」常に考えながら、それらに十分にお応えするために精一杯努力してまいります。皆さん方のご指導ご鞭撻のほど、何卒よろしくお願い申し上げます。

2018年1月

基本理念

私たちは「病む人の気持ちを」
そして「家族の気持ちを」を尊重し
温かく、思いやりのある、
最良のがん医療をめざします。

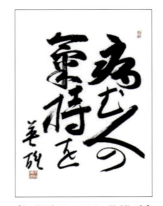

（初代院長　入江英雄 書）

病院概要

病院名	**独立行政法人国立病院機構 九州がんセンター**
所在地	〒811-1395　福岡県福岡市南区野多目3丁目1番1号
電話番号	（092）541－3231（代表）
ＦＡＸ番号	（092）551－4585（代表）
病床数	一般411床（うちHCU6床、特別室122床）

●がん相談支援センターご相談窓口　電話：092－541－8100（直通）

診療科

消化管外科、肝胆膵外科、呼吸器腫瘍科、婦人科、頭頸科

乳腺科、泌尿器科、整形外科、形成外科、歯科口腔外科

血液内科、小児科、消化器・肝胆膵内科、消化管・腫瘍内科

消化管・内視鏡科、サイコオンコロジー科、循環器科、緩和治療科

細胞治療科、麻酔科（手術部）、画像診断科、放射線治療科

病理診断科、臨床検査科、リハビリテーション科

センターの歩み

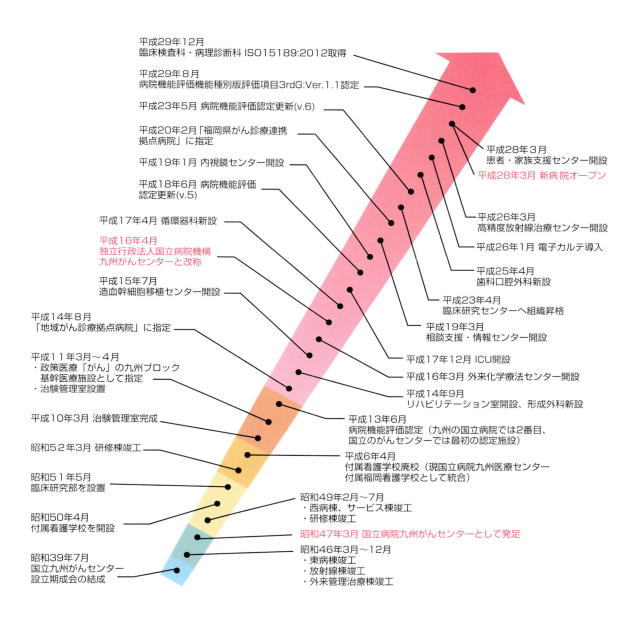

平成29年12月
臨床検査科・病理診断科 ISO15189:2012取得

平成29年8月
病院機能評価機能種別版評価項目3rdG:Ver.1.1認定

平成23年5月 病院機能評価認定更新(v.6)

平成20年2月「福岡県がん診療連携
拠点病院」に指定

平成19年1月 内視鏡センター開設

平成18年6月 病院機能評価
認定更新(v.5)

平成17年4月 循環器科新設

平成16年4月
独立行政法人国立病院機構
九州がんセンターと改称

平成15年7月
造血幹細胞移植センター開設

平成14年8月
「地域がん診療拠点病院」に指定

平成11年3月〜4月
・政策医療「がん」の九州ブロック
 基幹医療施設として指定
・治験管理室設置

平成10年3月 治験管理室完成

昭和52年3月 研修棟竣工

昭和51年5月
臨床研究部を設置

昭和50年4月
付属看護学校を開設

昭和39年7月
国立九州がんセンター
設立期成会の結成

平成28年3月
患者・家族支援センター開設
平成28年3月 新病院オープン

平成26年3月
高精度放射線治療センター開設

平成26年1月 電子カルテ導入

平成25年4月
歯科口腔外科新設

平成23年4月
臨床研究センターへ組織昇格

平成19年3月
相談支援・情報センター開設

平成17年12月 ICU開設

平成16年3月 外来化学療法センター開設

平成14年9月
リハビリテーション室開設、形成外科新設

平成13年6月
病院機能評価認定（九州の国立病院では2番目、
国立のがんセンターでは最初の認定施設）

平成6年4月
付属看護学校廃校（現国立病院九州医療センター
付属福岡看護学校として統合）

昭和49年2月〜7月
・西病棟、サービス棟竣工
・研修棟竣工

昭和47年3月 国立病院九州がんセンターとして発足

昭和46年3月〜12月
・東病棟竣工
・放射線棟竣工
・外来管理治療棟竣工

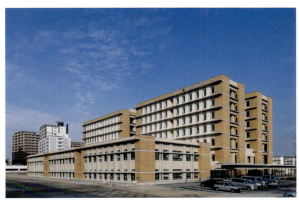

外観全景

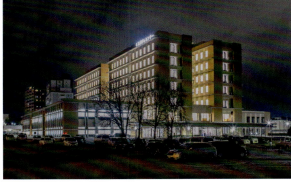

外観全景（夜景）

患者さんにわかりやすいこと

正面玄関から院内に入ると100メートルにもおよぶ通路があります。
奥には広いガラス窓を施し、明るいイメージを醸し出しています。患者さんにできるだけ、わかりやすいように、柱の色を部門別にするなど、快適に受診していただくように心がけています。

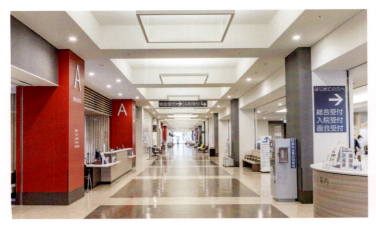

ホスピタルモール（100メートルの通路）

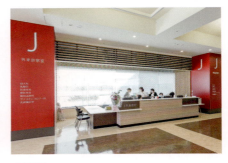

J外来

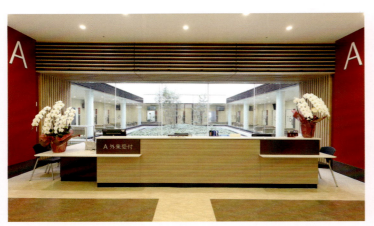

外来受付

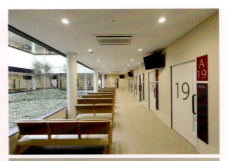

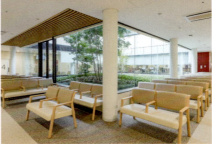

外来待合

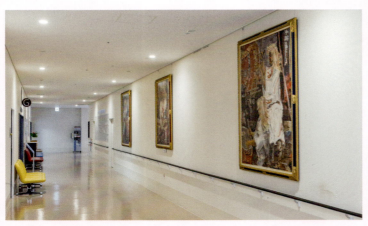

1階廊下の絵画

患者・家族支援センター

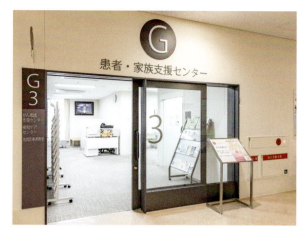

患者・家族支援センター

患者さんのコミュニケーションの場として

患者サロン、患者図書室、がん支援相談センター、緩和ケアセンターを一体とした「患者・家族支援センター」という一角を広いスペースとして設けています。

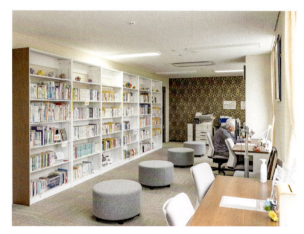

患者図書室

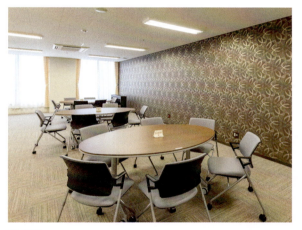

患者サロン

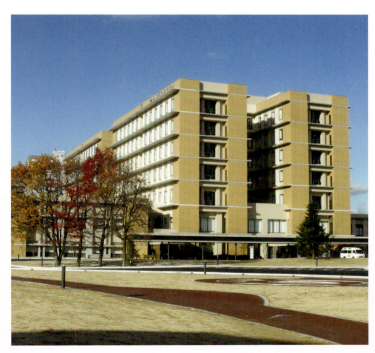

外観

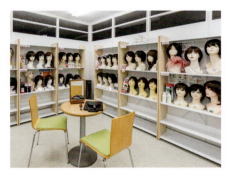

アピアランスケアルーム

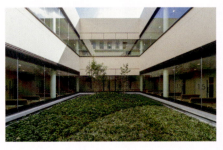

中庭

病棟

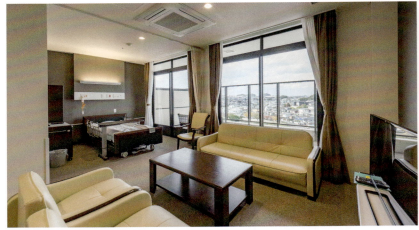

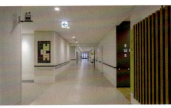

病棟廊下

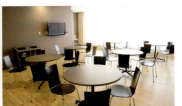

特別室

デイルーム

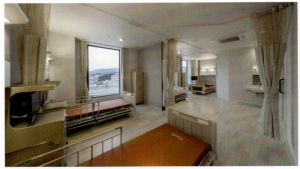

4床室

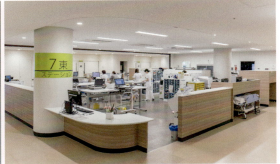

スタッフステーション

化学療法センター

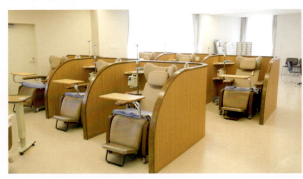

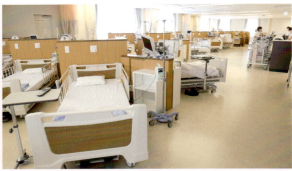

高精度放射線治療センター　　　PET ／ CT

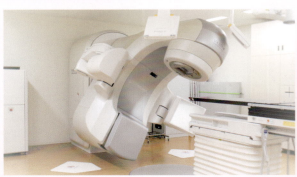

True Beam

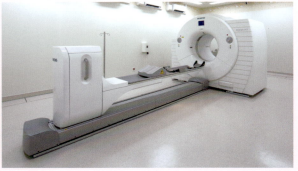

PET ／ CT

アクセス

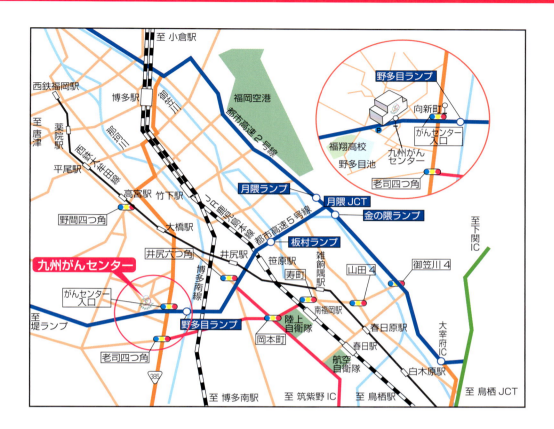

交通のご案内

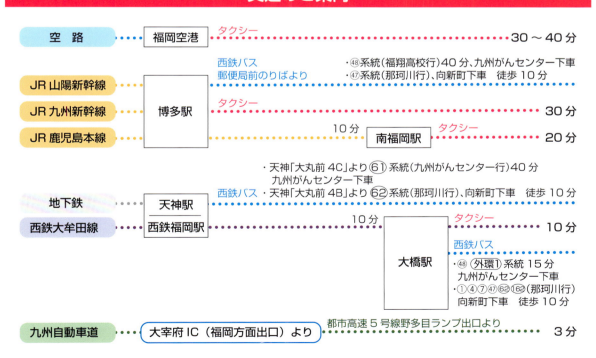

| 空　路 | ……▶ | 福岡空港 | タクシー …… 30～40分 |

- 空　路 ……▶ 福岡空港 ── タクシー ──────────────── 30～40分

- JR 山陽新幹線 ……
- JR 九州新幹線 ……
- JR 鹿児島本線 ……
  博多駅
  - 西鉄バス 郵便局前のりばより ・⑱系統(福翔高校行)40分、九州がんセンター下車 ・⑰系統(那珂川行)、向新町下車　徒歩10分
  - タクシー ──────────── 30分
  - 10分 南福岡駅 タクシー ──── 20分

- 地下鉄 …… 天神駅
- 西鉄大牟田線 …… 西鉄福岡駅
  - ・天神「大丸前4C」より⑥①系統(九州がんセンター行)40分 九州がんセンター下車
  - 西鉄バス ・天神「大丸前4B」より⑥②系統(那珂川行)、向新町下車　徒歩10分
  - 10分 大橋駅
    - タクシー ──── 10分
    - 西鉄バス ・⑱(外環①)系統 15分 九州がんセンター下車 ・①④⑦⑰⑥②⑯②(那珂川行) 向新町下車　徒歩10分

- 九州自動車道 ……▶ 大宰府IC(福岡方面出口)より ── 都市高速5号線野多目ランプ出口より ──── 3分

9

がんと向き合うあなたへ ～知りたいこと、伝えたいこと～　　もくじ

第2章　がんと言われたら

第3章　がんを知る

第4章　がんと共に生きる

第5章　最新・最良の医療を目指して

トピックス

第 **1** 章

患者・家族を
支えるために

究極の個別化医療を目指して

副院長
古川　正幸
（ふるかわ　まさゆき）

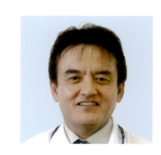

プレシジョン・メディシンとは

　2015年1月、当時の米・オバマ大統領は、演説で、"Precision Medicine Initiative（プレシジョン・メディシン・イニシアチブ）"を発表しました。「今後は遺伝子、環境、ライフスタイルにおける個々の相違を踏まえたPrecision Medicineの確立を目指す」と宣言したのです。プレシジョン・メディシン（精密医療）とは、患者さんの個人レベルで最適な治療方法を分析・選択し、それを施すことをいいます。ここで注目すべきことは、遺伝子だけでなく、環境やライフスタイルの個人差に言及された点です。

　1990年に「エビデンス（科学的根拠）に基づいた医療（EBM）」という考え方がカナダ人のサケットらにより紹介され、それ以後、がん患者さんの予後（治療後の病状についての医学的な見通し）も、平均的には改善してきました。しかし、エビデンスを構築する臨床試験は、患者集団を無作為に2グループに分けて2つの治療方法に割り付け、その比較で優劣を決めるという方法で生まれ、それを持って科学的根拠としているわけです。エビデンスで治療方法に優劣をつけられたところで、その結果をそのまま「目の前にいる患者さん」に応用できるか否かは全く不明です。患者さんの治療方法は均質なものではないからです。特に日本では昨今、高齢化が進み、個人差は拡大するばかりです。

　また、実際の医療現場で行われる治療方針の決定は、① エビデンス、② 医師のスキルや経験、③ 患者さんの意向（社会的背景などを含む）の3つの因子がかかわり、「いかに患者さんの最大満足度が得られるか」、言い換えれば「いかに患者さんに元気で長生きをしていただくか」ということを目標に施行されるべきです。しかし、往々にして①ばかりが強調され、それも医療者側からの上から目線での説明に、患者さんが素直に従うことによって、なされてきたきらいがありました。

プレシジョン・メディシンの先にあるもの

　当院の基本理念は「病む人の気持ちを」です。これはまさしく、患者さん個々の立場や目線に立った医療をいいます。「患者さん目線でなされる医療」は、決して容易なことではありません。医療者から見える病気の見え方と、患者さんが見る自分自身の病気の見え方には、計り知れないほど大きな開きがあるからです。私たち医療者は、このことをプロとして十分に認識しておかねばなりません。

　また、病気は、患者さん一人ひとりの人生（物語）の一部であり、治療方針の決定に当たっては、患者さん自身の自己決定権が何よりも尊重されなくてはなりません。このあたりは、がんという疾患が、くも膜下出血や急性心筋梗塞（しんきんこうそく）など救命救急にかかわる疾患とは、大きく異なるところです。

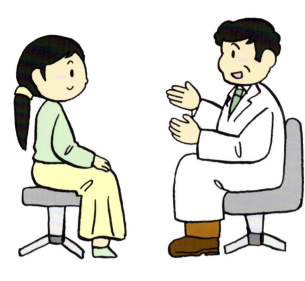

患者さんに寄り添う医療

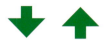
より良いコミュニケーション

信頼関係

九州がんセンターが目指す 「究極の個別化医療」

　がん専門病院として、当院には次のような使命があります。

　すべての医師は、説明の前にまず患者さんの声に傾聴します。その上で、目の前にいる患者さんにどのような治療方法があって、どういう治療法がお勧めなのかを提案します。そのため各医師は日々早朝から修練を重ねており、また世界から発信される新しい知見に耳目を傾けています。さらには、治療方針の決定にあたっては、他の医療機関へのセカンドオピニオンを積極的にお勧めします。

　看護師は、時間を見つけて頻回（ひんかい）に療養上の世話を行い、その中で患者さんとコミュニケーションを密に取っていきます。特に洗髪、足浴、手浴、耳垢取（みみあか）り、爪切り、マッサージなどは、がん患者さんの不安や思いを聞ける良い機会です。気持ちがリラックスし、つい本音が出ます。ここが非常に大切です。

　医師が聞き取る病歴から病状は分かりますが、生活状態までは見えてきません。看護師を含めた多職種のメディカルスタッフはそれぞれのケアを通して、患者さん自身が病気をどう捉（とら）えているかを探っていきます。

　そして何よりも当院の強みは、患者・家族支援センターの存在です。数多い相談員が常駐し、院内・院外の誰もが、匿名かつ無料で、病気の相談を受けることができるからです。

　最終的に、目の前の病気に対して、患者さんと医療者双方がとらえるベクトルが少しでも近づいていけば、患者さんと向き合う医療ではなく、患者さんに寄り添う医療ができるものと信じています。これこそまさに当院が目指す「究極の個別化医療」です。

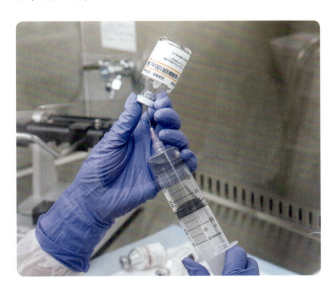

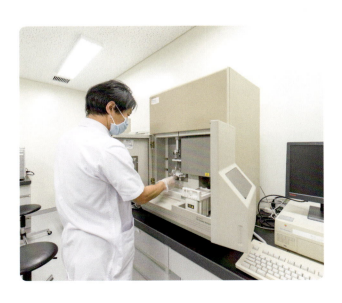

明日のがん医療

～がん研究への取り組み～

臨床研究センター長

江﨑　泰斗
（えさき　たいと）

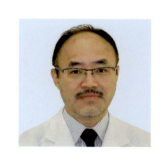

安全でより有効な薬剤、治療法を、いち早く届けるために

　日々の診療の中でいつも強く感じることは、がん患者さんたちのより新しく、より有効な治療を受けたいという欲求です。当院の理念である「病む人の気持ちを」という原点に立ち返るとき、国民の健康を脅かす最大の疾患「がん」を克服するためには、目の前の患者さんに対する実臨床に力を注ぐとともに、がんの病態（びょうたい）解明から治療法の開発・応用までの基礎・臨床研究にも同時に取り組んでいくことが欠かせません。安全でより有効な薬剤、治療法を、いち早くがん患者さんに届けることは、当院の使命の1つです。

臨床研究部門で、質の高いがんの基礎・臨床研究を推進

　当院では、病院開設当初より臨床研究部門を有し、全国の国立病院機構143施設のうち、臨床研究センターを称する10のリーダー施設の1つとして、また九州では唯一のがん専門施設として、広くがんの研究に取り組んでいます。3つの研究部（臨床腫瘍（しゅよう）研究部、腫瘍情報研究部、腫瘍病態研究部）と12の研究室を有し、多数の治験（新薬開発のための治療を兼ねた試験）、臨床試験（治療を兼ねた試験で新薬の効果を確かめたり、その追跡調査を行ったりすること）、新たな免疫療法の開発、基礎から臨床

への橋渡し研究などに積極的に取り組んでいます。また医学統計部門、データセンター、基礎研究の体制も整っています。

　病院4階の西フロア全体が、臨床研究センターとして整備されています。北側にはCRC（臨床研究コーディネーター）などのスタッフが働く治験推進室・臨床試験推進室、企業のモニターのための原資料閲覧室などがあります。病棟と直結しており、業務は効率的です。南側を腫瘍情報研究部、腫瘍病態研究部とし、研究員および、腫瘍バンク、臨床試験データ管理室、治験、臨床試験のスタッフが働いています。フロアの中央には中央実験室があり、さまざまな基礎的がん研究が行える設備を整えています。

最新の治療、新薬への積極的な取り組み

　がん研究の中でいま最も注目を集めている話題は、1．プレシジョン・メディシンと、2．免疫チェックポイント阻害薬です。

1．プレシジョン・メディシン

　プレシジョン・メディシンは「精密医療」ともいわれます。がん組織の遺伝子を次世代シーケンサー（NGS）という最新の機器を用いて一度に大量に解析し、得られた遺伝子異常に基づいて個々の患者さんに合った治療を行うというものです。これまでもがん薬物療法においては、EGFRやALK、RAS、

HER2といった遺伝子の変異やタンパク質の発現をあらかじめ調べることで分子標的治療薬の効果や副作用を予測し、薬剤の適応を決めてきました。がんの個別化医療、ゲノム医療と呼ばれます。プレシジョン・メディシンでは、この延長としてがんを肺がん、胃がん、大腸がんなどの臓器別ではなく、がん遺伝子の異常に基づいて分類し治療を行います。

SCRUM-Japanという肺がん、消化器がんを対象とした全国的な研究グループがよく知られており、現在200以上の医療機関と15の製薬企業による産学連携の組織として研究を行っています。当院も九州における中心的な施設として本グループに参加しています。

この肺がんグループの研究の1つとして、約2300人の肺がん患者さんから見つかった60人(2.7%)のRET融合遺伝子という異常をもった症例のうち19例に対して、バンデタニブという分子標的治療薬による治験が行われました。この薬剤は甲状腺がんに適応のある薬剤ですが、同じ遺伝子異常をもつ肺がんに対して、高い腫瘍縮小効果と延命効果がみられました。

しかし、同じ遺伝子異常に対する治療といってもそう単純ではありません。大腸がんでは約5〜9%にBRAFという遺伝子の変異がみられ、予後は不良です。そこでBRAF遺伝子変異を有する悪性黒色腫に有効なベムラフェニブという薬剤の効果が期待されましたが、同じBRAF遺伝子変異の大腸がんに対してはほとんど効果がみられませんでした。

これからは、ほんの数%の症例にしかみられないような遺伝子異常を効率的に検索するだけではなく、臨床研究で分子標的治療薬の効果を正しく評価していくことがさらに重要となってきます。

2．免疫チェックポイント阻害薬

がん医療の考え方を変える画期的新薬「免疫チェックポイント阻害薬」が注目されています。新聞などでも、年間数千万円の薬剤費がかかり、国の財政が破たんするのではと注目されました。現在ニボルマブ(オプジーボ®)、ペンブロリズマブ（キートルーダ®）、イピリムマブ(ヤーボイ®)という3つの薬剤が承認されています。

がん細胞は免疫機構による攻撃から逃れるために、PD-1やPD-L1という免疫チェックポイントの仕組みを介して免疫にブレーキをかけています。免疫チェックポイント阻害薬は、その免疫のブレーキを外し、再び免疫でがんを攻撃することを可能とする薬剤です。あらゆる薬剤に抵抗性を示すとされた悪性黒色腫を始め、さまざまながん腫で効果が確認され、すでに肺がん、頭頸部がん、腎細胞がん、ホジキン病、胃がんなどで承認が得られています。効果の特徴として長期に、また薬剤を中止した後も腫瘍の縮小した状態が持続し、なかには治癒したと考えられるような症例もみられます。一旦がんが増大したのち縮小に転じるような症例もあります。一方副作用としては、免疫機能が亢進する（高まる）ことによると思われる、皮疹、大腸炎、肝障害、内分泌障害、間質性肺炎など、通常の抗がん薬治療ではあまり見られない事象が起こることがあり、対応に注意を要します。今後は効果の得られる症例の選択（バイオマーカー研究）、特有な副作用への対策が重要となってきます。がん専門病院として、この人類にとって貴重な「夢の新薬」を大事に育てていきたいと考えています。

研究なくして医学の発展はありません。当院では、臨床研究センターと統括診療部など他部門が連携し、日常診療を行うのみならず、同じ病で苦しむ未来のがん患者さんのためにも、質の高いがんの基礎・臨床研究を推進しています。

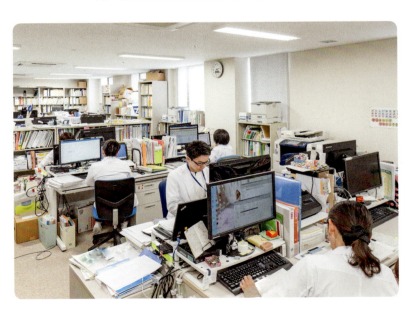

標準治療ができるまで

臨床研究センター　腫瘍情報研究部長

一瀬　幸人
（いちのせ　ゆきと）

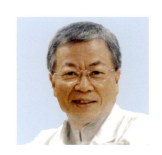

標準治療とは──並の治療？

標準治療は"現時点での最善の治療"といえます。また、科学的根拠をもとに効果と安全性が証明されている治療ともいえます。

標準治療と聞くと「並の治療では？　ありきたりの治療？」との印象を受ける患者さんもいます。そして、「ほかにもっと最先端の治療はできませんか？」と聞かれることもありますが、必ずしも"最先端の治療＝最善の治療"ではありません。標準治療こそが、臨床試験において検証された"現時点での最善の治療"なのです。

臨床試験とは──標準治療の確立まで

人を対象として行われる医学研究を臨床研究といいますが、そのうち、薬剤や治療法・診断法などの

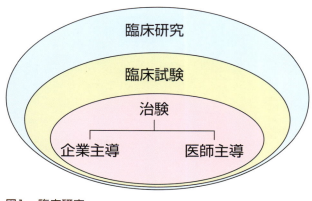

図1　臨床研究

安全性や有効性を評価するための試験を臨床試験といいます（図1）。

新しい標準治療は、図2にあるような流れで確立されていきます。

1. 基礎研究から非臨床試験

新薬となりそうな化合物の探索を行います。特定された化合物は動物などに投与を行い、安全性の確認を行います。

2. 臨床試験（治験）

第Ⅰ相試験（だいいっそう）：新薬の投与量の確定および安全性の確認を行います。

第Ⅱ相試験（だいにそう）：少数の患者さんに対して投与を行い、効果の確認を行います。

第Ⅲ相試験（だいさんそう）：従来の標準治療と新規の治療を比較します。この結果、新規の治療法の方が有効、または治療効果は同等であるが安全性が高い（有害事象が少ない）場合、新規の治療法が今後の標準治療と判断されます。

3. 承認申請・審査

新規治療に関して厚生労働省が審査します。その結果、新規の治療が承認されたら、保険診療として行うことが可能となります。

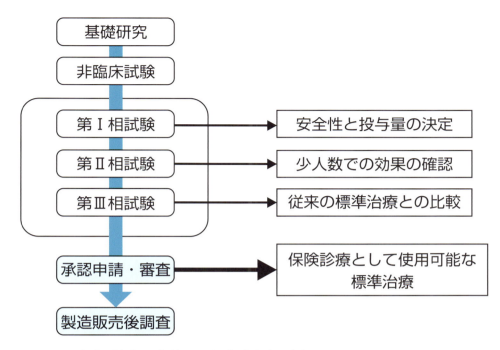

図2　承認治験に基づいた新薬の開発〜標準治療の確立まで

このように、さまざまな確認過程を経て、新規の標準治療が確立されます。承認された時点で"標準治療＝最善の治療"と考えられます。決して"並みの治療"や"（何かに）劣った治療"ではありません。

すべての患者さんにとって "標準治療＝最善の治療"か？

患者さんの治療方針を検討していく際に、重要なのが患者さん自身の元気さ（＝体力）です。これから治療を考えていく対象となる"がんの種類"にもよりますが、少なくとも日中の半分以上を寝て過ごすような体力の患者さんに抗がん治療を行うと、短命につながります（抗がん剤の副作用に耐えられない結果として）。ですから、誰にでも（どのような体力の患者さんにも）標準治療が行えるわけではありません。

標準治療を確立していく際には、前述のように臨床試験が行われます。その際の臨床試験（治験）に参加されている患者さんのほとんどは、比較的元気な患者さんです。がんを抱えながらではありますが、日常生活を害するような症状を抱えた状態ではありません。言い換えると標準治療が行える患者さんは、まず、比較的元気であることが条件ともいえます。

体力が落ちてしまった患者さんには、その体力を考慮した治療方法を選択する必要があります。その際に選択される治療方法は"標準治療"ではないかもしれませんが、その患者さんにとっては"最善の治療"と考えられます。

患者申出療養制度

海外では標準治療として承認されているが、国内では未承認または適応外である治療法（将来的に国内で標準治療となる可能性がある治療）を、患者さんからの申し出により行うことが可能な制度が、2016年4月より開始されています。

患者さんが、臨床研究中核病院（医療法に基づく臨床研究の実施の中核的な役割を担う病院）を通じて、国に"患者申出療養"の実施を申請します。すると"患者申出療養"に関する国の会議でその可否が審査されます。審査により"患者申出療養"が認められたら、臨床試験中核病院や協力医療機関で"患者申出療養"が実施されます。ただし、"患者申出療養"は保険診療の対象外であるため、"患者申出療養"にかかわる費用は自己負担となります。

詳しくは厚生労働省のホームページ"患者申出療養の概要について"を参照してください。

チームで取り組むがんのケア

統括診療部長
森田　勝
もりた　まさる

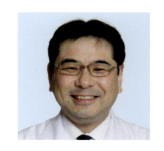

がん診療にはチーム医療が重要

　わが国において、がんは死亡原因のトップとなり、国民の2人に1人はがんにかかるといわれています。一度がんにかかると、場合によっては、痛みや吐き気など、がんそのものによる苦痛や治療による副作用などの身体的な苦痛だけでなく、病気のこと、家族のこと、家計のことなどの不安、死への恐怖などにより、精神的・社会的にも苦しめられます。それらの苦痛は患者さんのみならず、ご家族をも巻きこんでいきます。

　このようにさまざまな苦痛を抱えるがん患者さんにとって、医師・看護師だけでなく、薬剤、栄養、リハビリ、緩和ケアなど、すべてのスタッフが密に連携しながら診療を行う**"チーム医療"**が極めて重要です（図1）。

患者さんやご家族も
チーム医療の大切な一員

　チーム医療には、さまざまな形があります。例えば、病棟内での看護師同士のつながり（病棟・部門内での連携）、内科・外科・放射線科などのつなが

安全な手術のための責任者

麻酔科医、循環器科医

外科医

歯科医
口腔清掃・治療
歯牙欠損予防

看護師
禁煙の支援
身体の状態を確認
麻酔・手術の説明案内
不安の緩和

理学療法士
言語聴覚士
術前の呼吸訓練や体力強化
術後リハビリ
嚥下機能評価
摂食指導

薬剤師
薬剤の説明
中止薬の確認
薬剤再開の確認

管理栄養士
手術前後の栄養評価と
サポート

図1　チームで取り組むがん医療

り（各診療科間での連携）、医師・看護師・薬剤師・栄養士などのスタッフ同士のつながり（異なる職種間の連携）などがあり、お互いがしきいを低くし、取り組んでいます。さらに病院と、かかりつけ医など地域の先生方との連携も、重要なチーム医療の1つといえます。ここで大切なことは、**患者さんやご家族もチーム医療の大切な一員である**、ということです。患者さんの病状のみならず、価値観、感じ方、気持ちなどは、一人ひとり異なります。患者さんを中心として、ご家族とともに、病院スタッフの全員で、肉体的・精神的なサポートを行うことが、チーム医療なのです。

外来から治療後のフォローアップまで一貫して患者さんをサポート

　当院では、「病む人の気持ちを」「家族の気持ちを」という理念のもと、患者さん・ご家族に寄り添うことを心がけています。2016年3月には、待望の新病院が完成しました。これを機に、"チームで取り組むがん医療"に、より一層力を入れています。**患者・家族支援センター**を新設し、緩和ケア、がん相談、地域連携、入院支援、就労支援などをハード・ソフトの両面で充実させ、新たなチーム医療を展開しています。なかでも、**入院支援センターは外来時より、みんなで患者さんに寄り添う**ことを目的に活動を行っています。ここでは、医師より連絡を受けた看護師が、病状や検査、入院生活、禁煙などの説明を行います。一方、歯科による口腔（こうくう）ケア、薬剤師による薬のチェック、栄養士による栄養指導、理学療養士によるリハビリ開始のほか、精神的不安・認知症に関しては臨床心理士が、経済的な面ではソーシャルワーカーや事務スタッフが相談に乗っています。これらを、わかりやすいパンフレットを使って正しく理解し、入院していただきます（図2）。入院後も、病棟で多職種によるカンファレンスを定期的に行うとともに、例えば、がん患者さんに多い高齢者の方に対しては、**"高齢者・認知症対策チーム"**や、抗がん剤の副作用には**"皮膚対策チーム"**など、**全職種の参加する約30のチーム**をつくり、患者さんをサポートしています。

　このように、**外来から入院、そして治療後のフォローアップと一貫して、医療スタッフ全員で患者さんを支えること**が、病気と向き合い治していく、病気とうまくつきあっていくために大切と考えています。

放射線検査の説明

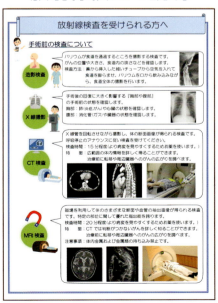

禁煙指導

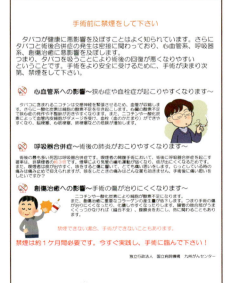

術前の体力強化

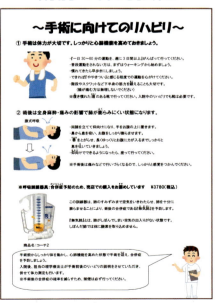

図2　外来で渡すパンフレット（食道がん手術の場合）。外来時より、手術に向けての準備を開始します。そのために、イラストや写真などを用いた分かりやすいパンフレットを配布しています

安心・安全・快適な病院を目指して

事務部長
植松　裕
（うえまつ　ひろし）

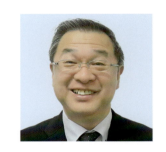

充実した医療提供を支える病院設備

　当院は、国立病院機構に属しており全国143病院ある中の1病院です。その機構病院の中でも、都道府県がん診療連携拠点病院として指定を受けた3病院のうちの1つです。

　当院は、がん専門病院として安全で高度かつ良質な医療を提供するため、優秀な医師や医療スタッフを配置し、また高度医療に相応しい医療機器も各種設置しています。2016年3月にリニューアルオープンし、装いも新たに、さらに充実した医療の提供ができるようになりました。また病院設備関連についても、次に説明するように信頼性の高いものとなっています。

免震構造とライフラインの確保

　当院は7階建てで免震構造を有しています。免震

構造について簡単に言いますと、当院の建物が大きなタイヤの上に載っているイメージです。震度7程度の大きい地震が発生しても、免震構造が揺れのエネルギーを緩和してくれる仕組みになっています。免震構造により、病棟、外来部門などは地震の影響を最小限で食い止めることができるため、安心して療養生活や外来通院ができます。

　また、地震などの災害により電気の送電が一時的に停止しても、非常用の発電機が稼働することになっており、必要最少限の電力の確保は可能となります。ライフラインの要（かなめ）でもある水の確保についても、当院所有の井戸から水を汲み上げており、生活用水の確保は十分であると確信しています。

火災に備えて24時間防災センターが稼働

　次に、火災についての予防および設備についてですが、当院は24時間防災センターが稼働しており、

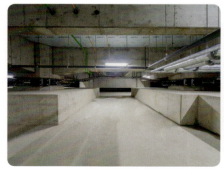

免震設備

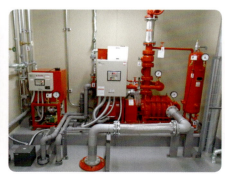

消火設備

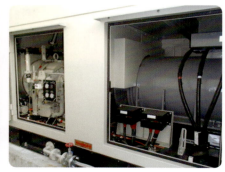

非常用発電機

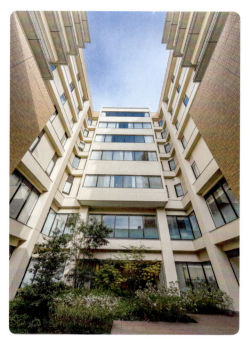

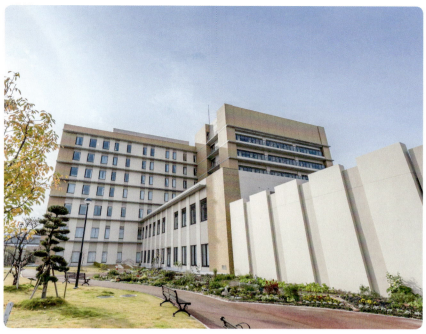

庭園

火災などが発生しても速やかに対応できる体制を整えています。

　特に、病院の出入り口から各フロアなどをモニターで監視しており、些細な異常でも感知し、防災職員などが駆け付けられるような体制となっています。消火設備や防火設備についても、最新の設備を設置しており、非常時の際に対応できるようにしています。さらに、当院独自の取り組みとして、消防訓練を毎月自主的に実施しており、機器に頼ることなく職員も常に非常時の対応や心構えを学習しています。

　このように、災害や火災に対していつでも最大の力を発揮できるような体制を整えています。患者さん・ご家族の皆さんが24時間365日、安心して診療や治療に専念できるように、日常生活の面でもサポートさせていただきますので、安心して受診してください。

患者家族宿泊施設（キートス）

　当院には、患者家族のための宿泊施設「キートス」があり、遠方からお見えになる患者さんのご家族のために有料で宿泊所を提供しています。

　2017年4月から社会福祉法人に管理委託をお願いし、提供しています。当院が位置する福岡市南区には、ビジネスホテルなどの宿泊施設がほとんどないため、

看護師宿舎を集約化し患者さんのご家族へ、リニューアルした宿舎を有料で貸与することとしました。

　現在、多いときは7割程度利用されています。

九州がんセンターの公園について

　当院では、以前患者さん用の駐車場であった区画に、患者さんたちのための公園化を図っています。

　散歩道や小さな丘などをつくり、また桜をはじめ、たくさんの木々を植栽し、工夫を凝らした庭園を目指しています。

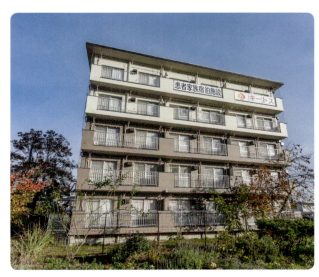

キートス

患者さんやご家族の大切な時間を
少しでも良い時間に

前看護部長

おおぎ　れいこ

扇　玲子

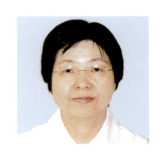

**がん看護のスペシャリストを中心に
より良い看護を患者さん・ご家族へ**

　当院には、300人を超える看護師と、数十人の看護助手、看護クラークがいます。一人ひとり経験も能力も異なりますが、全員が心の中に持っているものがあります。「病む人の気持ちを思い、病む人の気持ちに応える」という使命感です。

　どんなに多くの知識を身につけ、技術を磨き、経験を積んでも、患者さんやご家族が体験されているそのままを同じように感じ、同じ気持ちになることはできません。それでも、患者さんやご家族に少しでも近づきたいと思っています。

　人は皆、誰かに支えられて生きています。そして、皆、誰かの支えになっています。私たち看護師は、病というつらい体験をされている患者さんやご家族の助けになりたいと思っています。「病む人の気持ちに応える」ことは容易ではありませんが、患者さんやご家族のほっとされたような表情や笑顔、治療に取り組まれている患者さんの様子、その患者さんを一生懸命に看病されているご家族の様子など、患者さんやご家族が見せてくださるさまざまな姿が私たちの心を癒し、時に私たちの心を揺さぶり、困難なことにも向き合う力となります。看護師もまた、皆さんに支えられて看護を続けているのです。

〈看護部の理念〉
知恵と心で
最良で最高の看護を提供し
病む人の気持ちに応えよう

　患者さんやご家族が病院で過ごされる時間は、患者さんやご家族にとって、とても大切な時間です。

　この大切な時間をつらい時間ではなく、少しでも良い時間にしたいと思っています。

　当院では、患者さんやご家族が大切にしたいことをより大切にしていただくために、患者さんやご家族がつらいと感じていることを少しでも軽減できるように、がん看護のスペシャリストを中心に、すべての看護師が、患者さんやご家族の気持ちに応えようと日々奮闘しています。「病む人の気持ちに応える」ことを常に心にとめて、患者さんやご家族の思い、あたりまえの生活、自分らしい生き方などを大切にした、きめ細やかな看護を心がけています。十分に行き届かないところもありますが、皆さんからのご意見を参考にしながら、今後もより良い看護を追究していきます。

生活を支え、ケアをつなぐ看護

看護部長
にしやま
西山　ゆかり

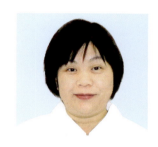

パートナーシップ体制で質の高い看護を提供

　看護部では、患者さんやご家族、地域の方々にとって、かけがえのないがん専門病院となるべく、「知恵と心で最良で最高の看護を提供し、病む人の気持ちに応えよう」を看護理念とし、看護師個々のアセスメント能力を向上し、安全・安楽を重視した看護実践を行っています。

　看護体制はパートナーシップ体制をとっています。パートナーシップ体制とは、看護師が安全で質の高い看護をともに提供することを目的に、2人の看護師が良きパートナーとして対等な立場で互いの特性を生かし、相互に補完し協力し合って、毎日の看護ケアをはじめ、委員会活動等、1年を通じて活動し、その成長と責任を共有する看護方式のことです。

　日々の助け合い、良い影響を与えながら協働して、患者さんやご家族の気持ちに寄り添う看護を提供しています。新人教育にも生かされ、一人ひとりの個性を大切にし、自律した九州がんセンターマインドをもった看護師が育っています。パートナーシップ体制導入後の新人看護師の離職率は0％です。専門職としての能力を向上させ、キャリアアップできるよう支援しています。専門看護師4人、認定看護師16人が配置されています。

　退院支援、退院調整に積極的に取り組んでいます。看護師長会、副看護師長会、退院支援コアナース会が中心となり、入院時から退院後の生活を見据えてのかかわりを意識づけ、職員一人ひとりが在宅支援できるよう、退院前家屋調査、退院後訪問を行っています。自宅で自分らしく生活されている姿を見て、安心するとともに退院後の生活を見据えたかかわりができていたかという、看護の振り返りの場にもなっています。在宅の視点を養うことで、病棟看護も充実したものになります。外来看護師の役割も重要であり、院内留学研修を設け、病棟看護師が外来やがん相談支援センターで学ぶことで、継続看護の重要性を学んでいます。現在は病棟でも、専従の退院調整看護師を配置しています。

　また、当院では、訪問看護準備室が稼働しています。がん相談支援センター師長と訪問看護経験のある看護師が中心となり、地域とのネットワーク作りや、病棟看護師の訪問看護の教育支援を行っています。当院の患者さん限定で日勤のみになりますが、訪問看護も実施しています。地域のニーズを把握し、地域に必要とされる訪問看護ステーションを目指しています。患者さんが人生の最期まで住み慣れた場所で、尊厳をもって生活し、自己決定することを支援することができるようになればと思います。

　医療情勢が大きく変化している中で、切れ目のない医療の推進、がん患者さんが安心して継続した医療や看護が受けられるよう、地域の中で当院の役割が果たせるように、取り組んでいます。

第2章

がんと
言われたら

がんって何だろう？

Q 良性腫瘍と悪性腫瘍（がん）の違いは何？

 細胞が抑制なしに増殖し続けるような性質を持ったものを腫瘍といいます。良性腫瘍は疣のように、腫瘍細胞が1つのかたまりとしてまとまっており、切除によって治ります。また、切除せずにそのままにしておいてもいいものも多くあります。

　一方、がんは悪性腫瘍と呼ばれるもので、遺伝子が傷つくことによって起こる病気です。ほとんどのがんは1個の細胞から発生しますが、がん細胞になるまでには多数の遺伝子の異常が必要です。その細胞は勝手に増殖し続けるだけでなく、周囲の組織に浸潤する（周囲に広がっていくこと）能力を持ち、体のあちこちに飛び火し、次々に新しいがん組織をつくってしまう（転移）という性質を持ったものです。ただし、がんの中にも上皮内がん、非浸潤がんと呼ばれる周囲組織への浸潤を起こす前のごく早期のがんもあり、完全に切除できればほぼ治ります。

Q がんにはどのような種類があるの？

A がんは基本的に、すべての臓器、組織に発生する可能性があり、どこからできるかによって、次のように異なる呼び方がついています。

① 造血器（血液細胞）でできるもの：白血病、悪性リンパ腫、骨髄腫など。

② 上皮細胞からできる「癌」：肺がん、乳がん、食道がん、胃がん、大腸がん、子宮がん、卵巣がん、頭頸部のがん（喉頭がん、咽頭がん、舌がん等）など。

③ 非上皮性細胞（結合組織や筋肉細胞）からなる「肉腫」：骨肉腫、軟骨肉腫、横紋筋肉腫、平滑筋肉腫、線維肉腫、脂肪肉腫、血管肉腫など。

Q どのようにしてがんは発生するの？

 ヒトの体は37兆個とも60兆個ともいわれる多くの細胞からできています。細胞が無制限に増殖しないように、細胞の増殖や分裂、DNA（遺伝子）の複製などはたくさんの遺伝子によって精密にコントロールされています。

　がん細胞は、正常な細胞の遺伝子に傷がつくことにより発生します。多くの場合、がんの発生には10以上の遺伝子の異常が起こることが必要です。これらの遺伝子異常は一度に起こるのではなく、長い間に徐々に蓄積されていきます。正常からがんに向かってだんだんと進むことから、「多段階発がん」といわれています（図1）。がん細胞の発生から、はっきりしたがんに移行するまでには、かなりの時間がかかります。通常がんと診断されるころには、その腫瘍の中にがん細胞は10億個以上にまで増えています。

　近年、がん患者さんが増加している最も大きな原因

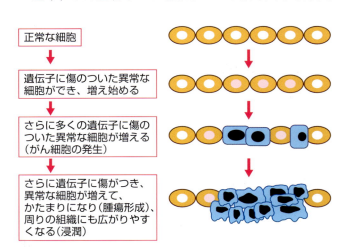

正常な細胞

遺伝子に傷のついた異常な細胞ができ、増え始める

さらに多くの遺伝子に傷のついた異常な細胞が増える（がん細胞の発生）

さらに遺伝子に傷がつき、異常な細胞が増えて、かたまりになり（腫瘍形成）、周りの組織にも広がりやすくなる（浸潤）

図1　多段階発がんのしくみ

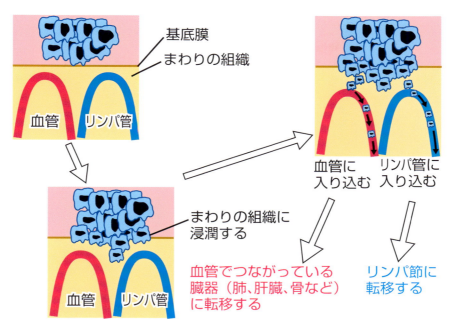

　基底膜
　まわりの組織
血管　リンパ管

まわりの組織に
浸潤する

血管に　リンパ管に
入り込む　入り込む

血管でつながっている
臓器（肺、肝臓、骨など）
に転移する

リンパ節に
転移する

血管　リンパ管

図2　浸潤・転移のしくみ

は、高齢化だといわれています。年齢とともにさまざまな遺伝子が傷つき、異常な細胞が体の中で増えてしまうからです。また、体のどこかにがん細胞があったとしても、がんと診断される前にほかの病気で亡くなる方も多いのです。

 がんはどのように進行するの？

　1個の細胞から生じた異常な細胞集団であるがんは、変異と自然淘汰を繰り返してだんだん悪化していきます。腫瘍の内部は酸素濃度が低く、栄養分に乏しく、周囲の正常組織に増殖を妨害され、がん細胞にとっては過酷な環境です。この過酷な環境の中でも生きていけるような性質を獲得した細胞がよりよく育つようになり、腫瘍は大きくなっていきます。
　そして、まわりの組織に浸潤し、血管やリンパ管の中に入り込み、ほかの臓器に転移するようになります（図2）。

がん遺伝子・がん抑制遺伝子って何？

　ある遺伝子に異常が起こったときに、細胞増殖が一気に加速することがあります。車でい

うとアクセルが踏まれたままのような状態になります。このような遺伝子は、がん遺伝子と呼ばれています。がん遺伝子によってつくられるタンパク質は多くの場合、正常細胞の増殖もコントロールしていますが、その働きが異常に強くなることにより、増殖異常を引き起こします。
　一方、車のブレーキにあたる遺伝子ががん抑制遺伝子です。がん抑制遺伝子は細胞増殖を抑制したり、DNAに生じた傷を修復したり、細胞にアポトーシス（細胞死）を誘導したりする働きをします。がん抑制遺伝子が機能しなくなるとブレーキがかからなくなり、細胞は異常に増殖しやすくなります。DNA修復機能に欠陥があると、遺伝子異常が蓄積しやすくなり、がんにかかりやすいことが分かっています。

がん化の要因は？

　発がん性化学物質、ウイルス、放射線など、遺伝子に傷をつけて遺伝子異常を生じるさまざまなものが、がん化の要因となります。たばこの煙は今日世界中でがんを引き起こす最も重要な要因です。アルコールや、食生活、肥満などが要因になるがんもあります（表）。また加齢そのものも、発がんの大きな要因となります。

	リスクを下げるもの	リスクを上げるもの
食物・栄養・嗜好品・生活習慣など	運動（結腸、乳房、子宮体部） 野菜・果物（口腔、食道、胃、結腸、直腸、肺） 食物繊維（大腸） にんにく（大腸） 授乳（乳房）	喫煙（口腔、咽頭、喉頭、肺、食道、膵臓、腎盂、膀胱、鼻腔・副鼻腔、胃、肝臓、腎細胞、子宮頸部、骨髄性白血病、乳房） アルコール（口腔、咽頭、喉頭、食道、肝臓、大腸、乳房） 貯蔵肉（結腸、直腸） 塩蔵品・食塩（胃） 熱い飲食物（口腔、咽頭、食道） 肥満（大腸、乳房、子宮体部、腎臓、膵臓） 内臓脂肪（大腸、膵臓、乳房、子宮体部） 成人期の体重増加（乳房）
ウイルス		B型・C型肝炎ウイルス（肝臓） ヒトパピローマウイルス（子宮頸部） ヘリコバクターピロリ（胃） EBウイルス（悪性リンパ腫、鼻咽頭がん） ヒトT細胞白血病ウイルス（成人T細胞白血病・リンパ腫）

がん発生との関連（確実あるいは可能性が高いもの）

がんの予防はできるの？

A 発がんには多くの要因があるため、完全に予防することは困難です。しかし、明らかに発がんのリスクを上げると分かっている要因については避けるように、リスクを下げる要因は積極的に取り入れるようにすることは大切と思われます。

●気をつけること

喫煙：たばこは吸わない。他人のたばこの煙を避ける。

飲酒：飲むなら、節度のある飲酒をする。

食事：食事は偏らずバランスよくとる。

　　　＊塩蔵食品、食塩の摂取は最小限にする。

　　　＊野菜や果物不足にならない。

　　　＊飲食物を熱い状態でとらない。

身体活動：日常生活を活動的に。

体形：成人期での体重を適正な範囲に。

　　　＊太りすぎない、やせすぎない

感染：肝炎ウイルス感染検査と適切な措置を。

　　　機会があればピロリ菌検査を。

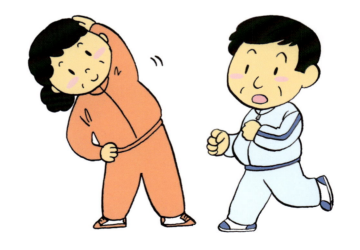

TOPICS 1

がんと酒・たばこ——禁煙の必要性

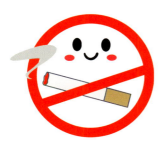

たばこの煙には、約4000種類の化学物質が含まれています。そのうち約60種類が「発がん性物質」と定義されています。もしもたばこがなくなったら、日本人のおよそ20％は、がんにならなくても済むと考えられます。

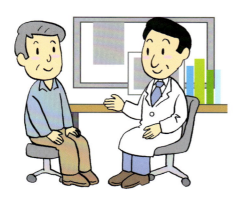

一方、古くから「酒は百薬の長」といわれています。適度な飲酒はどんな良薬にも優ることのたとえですが、大量飲酒の習慣は、やはり発がんのリスクを高めてしまいます。さらに、喫煙の習慣に飲酒の習慣が加わると、一層、がんに罹りやすいことが分かっています。

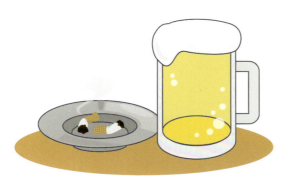

実際に、消化器系のがん（咽・喉頭がんや食道がん）では、喫煙習慣を持つ人に飲酒習慣が加わることで、発がんリスクはさらに3～5倍に高まるといわれています。

発がんのリスクを回避するには、禁煙が一番効果的です。禁煙が発がんリスクの軽減につながることは、多くのがん腫において科学的に証明されています。

禁煙の方法として大事なことは、1人でやろうとせずに専門医に相談し、一緒に取り組むことです。現在では医療保険で禁煙外来を受診できる場合もありますし、禁煙補助薬品を使った禁煙プログラムなどもあります。当院でも、2017年1月より禁煙外来を開設し、禁煙治療を行っています。

禁煙はがん予防にとって、大きく確実な一歩です。吸っている人は禁煙し、吸わない人はたばこの煙をなるべく避けて生活しましょう。

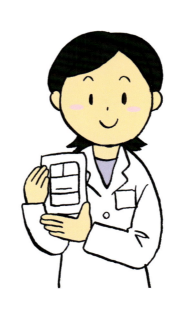

Q **2** がんと言われたら
何を聞けばいい？

 Q がんと言われたら？

A 「がんです」と医師から言われたら、きっと
皆さんは動揺されると思います。それは、一般的にがんという診断は命にかかわることを、皆さんが知っているからです。

　確かに、がんが命にかかわる病気であることは間違いではありません。しかし、ひと口にがんといっても、治る可能性の高いものから治療が難しいものまでさまざまです。重要なのは、医師があなたのがんについて持っている情報を、家族やあなたと一緒に考えてくださる方とともに聞き、全員が同じように理解し、これからのことを考えていくことです。

Q 自分のがんについて
知るためには？

A まず、どこにどのような状態でがんが見つかっているのかを、確認しましょう。がんは体のどの部位にもできる可能性があります。一般的に「癌」と漢字で書く時は粘膜（上皮）から発生するものを示します。一方で、粘膜以外から発生するものに骨、筋肉などから発生する肉腫、血液のがん（白血病）などがあります。これら、すべてを含めている場合を「がん」とひらがなで書きます。

　どこから発生したかにより症状も異なり、その後の経過、治療法も違います。どの臓器にどの程度のものができているのか、実際に検査の写真や画像を見せてもらうことも、自分のがんのことを知るための良い方法です。

あなたのがんのことと、どのような治療があるのかを説明しますので、一緒に考えて今後のことを決めていきましょう。

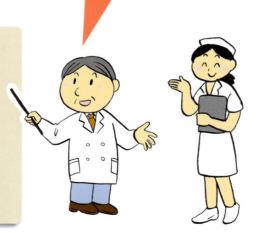

・がんの状態
・今後の予測
・治療
　・手術
　・薬物療法
　・放射線治療
　・緩和医療

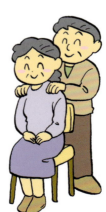

がんの進み具合は、何を基準に決めるの？

がんの状態を詳しく示すいくつかの専門的な事柄がありますので、これを聞いて、自分のがんの状態を確認しましょう。

1. 大きさ、広がり、深達度、種類、リンパ節転移、遠隔転移について

がんの中でも一番多い粘膜から発生するがんを、例にあげます。

粘膜内に異常な細胞が増殖し、ここからがんとなった細胞が、周囲に浸み込むように広がることを浸潤といいます。この時の粘膜からの深さが、深達度といわれるがんの進み具合の1つの指標です。この深達度は、単純に絶対的距離で示す場合や臓器の厚さに対する割合、粘膜の下にある筋肉などの層のどのあたりまで達しているかなど、臓器によって表現の仕方は異なります。例えば、胃がんの場合は胃壁の構造である粘膜、粘膜下層、筋層、漿膜下層、漿膜のどの深さまでがんが到達しているかで、深達度を決めています。

そのほかに大きさ、広がりの範囲や種類も重要です。同じ臓器にできるがんでも種類がいろいろあり、性格が異なります。人間にも人種、国、さらに話す言葉や習慣などがいろいろあり、その特徴が異なるのとちょっと似ています。

がん細胞は自分で動き回りますし、しかも周囲を破壊しながら広がる能力（浸潤）を持っていますが、もう1つ、リンパの流れや血液の流れに入りこんでリンパ節やほかの臓器に広がる、転移と呼ばれる能力を持っています（図）。流れに入った時は細胞レベルの小さなものですが、流れついたリンパ節や他の臓器でその数を増し、やがては画像で見えるようになり、症状を起こすほどに成長します。これが起こっているかどうかは治る可能性に大きな影響を与えます。

2. 病期（ステージ）について

どこにできたがんでもその進み具合が分かるように、病期あるいは進行期（ステージ）という分類があります。Ⅰ期、Ⅱ期のようにローマ数字で表すのが普通です。前項で説明した事項の状態により、病期が決定されるようになっています。病期の決定は、治療前あるいは手術による顕微鏡レベルの検査後に行います。一般にこの病期によって治療成績が調べられますので、過去のデータをもとにした治る可能性について、医師は説明が可能です。

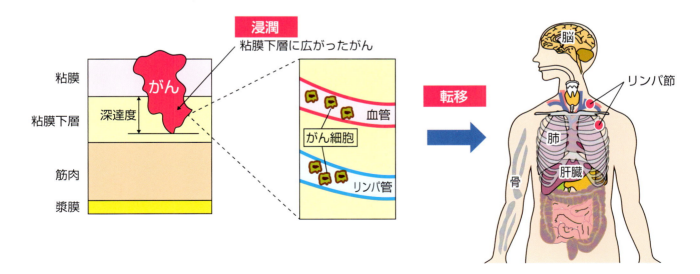

がんとその進展
粘膜に発生したがんはその下に深く広がっていきます（浸潤）。さらにそこでがん細胞は血管、リンパ管に入り肺をはじめとするいろいろな臓器に流れてそこで育って大きくなります（転移）

Q 治療について 医師に聞くべきことは？

A 治療のことを聞く前に、何もしない場合にどのようになるのか、目の前の危険を知って治療する理由を明らかにしておくことも、あなたが治療の決断をするために必要なことです。

　医師は、あなたの状況に適切な治療について説明してくれるでしょう。場合によっては1つの治療でなく、いくつかの治療法について述べてくれるかも知れません。すべてのがんの治療には、良い面と悪い面があります。風邪薬にも副作用があるように、がんの治療のように強い治療には、効果とともに副作用や合併症、後遺症という悪い面もあります。効果がそれぞれの治療によって違うように、悪い面も治療により異なります。

　がんの治療では、これらの良い面と悪い面の両方を知って治療することが重要です。医師が勧める治療について、その内容や薦める理由をしっかり聞いて理解しましょう。

　そのほかに、治療にかかる時間、入院の期間、費用などについて確認することも大事なことです。

Q 治療後のことも 聞いていいですか？

A あなたのがんが治療後も、どの程度生命に対して危険性を持っているのか、以前と同じように仕事に復帰できるのか、日常生活で変わることがあるのかなど、あなたが心配なことについて聞いてみましょう。過去のデータや経験に基づいて説明されます。必ずしもあなたに当てはまるとは限りませんが、一般的な予測を聞くことは、あなたの治療後の人生を考える上で重要なことです。

　がんが再発していないか、治療の影響などを観察する定期検診も必要です。治療前と変わって困っていることや不安など、独りで悩まないで医師や看護師あるいは専門の職員に相談できることも知っておきましょう。

　医師があなたのがんについてどのように考えているのかを、家族や知人と一緒に詳しく知った上でチームの中心に加わっていただき、医療者と一緒にこの病気に前向きに取り組んでいただけることを、切に願っています。

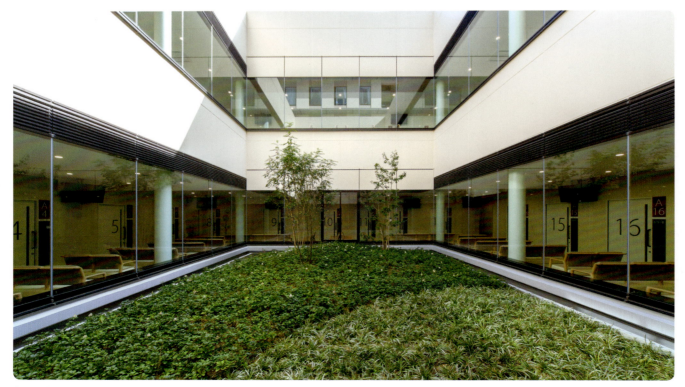

九州がんセンターの中庭

TOPICS 2

がんの専門病院はどこにあるの？ 病院はどうやって選ぶの？

がんと診断されたら…。不安、落胆、混乱……途方に暮れる患者さん、ご家族は少なくないものと思います。

病気の治療だけでなく、仕事や収入のこと、悩みは尽きないかもしれません。そして、どの病院を選べばいいのか迷われる方々も多いことでしょう。

そんなとき、「がん診療連携拠点病院」についてもご一考ください。

2006年に成立した「がん対策基本法」に基づいて、がん対策推進基本計画が策定されました。ここでは「がん患者を含む国民が、がんを知り、がんと向き合い、がんに負けることのない社会」を目指すとされており、「がん医療の均てん化」がうたわれています。「がん医療の均てん化」とは、がん診療レベルの地域間格差をなくし、どこに住んでいても質の高いがん医療が受けられるようにするという意味です。そこで全国に「がん診療連携拠点病院(以下、拠点病院)」が指定されています。

拠点病院には「都道府県がん診療連携拠点病院」と、「地域がん診療連携拠点病院」があります。「都道府県がん診療連携拠点病院」は、各都道府県のがん医療の中心的な役割を担う病院です。各都道府県におおよそ1施設が置かれていますが、福岡県では当院と九州大学病院の2施設が指定されています。そのほか、表に示すように、九州地方・沖縄県・山口県には都道府県がん診療拠点病院が10施設、地域がん診療連携拠点病院が50施設あります。

拠点病院では専門的ながん医療を提供することはもちろん、地域のがん診療の連携協力体制の構築を行っています。あなたの身近なかかりつけ医とも連携した医療が受けられます。また、拠点病院はがん患者さんに対する相談支援や情報提供などを行っており、冒頭のようなものをはじめとして、いろいろな悩みを相談することもできます。

当院の「病む人の気持ちを」「家族の気持ちを」は、拠点病院の理念を先取りしていたもので、多くの患者さんのお力になれるものと自負しています。

山口県	山口大学医学部附属病院	宇部市	佐賀県	佐賀大学医学部附属病院	佐賀市	大分県	済生会日田病院	日田市	
	岩国医療センター	岩国市		佐賀県医療センター好生館	佐賀市		中津市民病院	中津市	
	周東総合病院	柳井市		唐津赤十字病院	唐津市	宮崎県	宮崎大学医学部附属病院	宮崎市	
	徳山中央病院	周南市		嬉野医療センター	嬉野市		県立宮崎病院	宮崎市	
	山口県立総合医療センター	防府市	長崎県	長崎大学病院	長崎市		都城医療センター	都城市	
	済生会下関総合病院	下関市		長崎みなとメディカルセンター	長崎市	鹿児島県	鹿児島大学病院	鹿児島市	
福岡県	九州がんセンター	福岡市南区		長崎原爆病院	長崎市		鹿児島医療センター	鹿児島市	
	九州大学病院	福岡市東区		佐世保市総合医療センター	佐世保市		鹿児島市立病院	鹿児島市	
	九州医療センター	福岡市中央区		長崎医療センター	大村市		今給黎総合病院	鹿児島市	
	済生会福岡総合病院	福岡市中央区		長崎県島原病院	島原市		相良病院	鹿児島市	
	福岡大学病院	福岡市城南区	熊本県	熊本大学医学部附属病院	熊本市		鹿児島県立薩南病院	南さつま市	
	福岡東医療センター	古賀市		熊本赤十字病院	熊本市		済生会川内病院	薩摩川内市	
	久留米大学病院	久留米市		熊本医療センター	熊本市		南九州病院	姶良市	
	聖マリア病院	久留米市		済生会熊本病院	熊本市		鹿屋医療センター	鹿屋市	
	公立八女総合病院	八女市		荒尾市民病院	荒尾市		鹿児島県立大島病院	奄美市	
	大牟田市立病院	大牟田市		熊本労災病院	八代市	沖縄県	琉球大学医学部附属病院	中頭郡西原町	
	飯塚病院	飯塚市		人吉医療センター	人吉市		沖縄県立中部病院	うるま市	
	社会保険田川病院	田川市	大分県	大分大学医学部附属病院	由布市		那覇市立病院	那覇市	
	北九州市立医療センター	北九州市小倉北区		別府医療センター	別府市				
	JCHO九州病院	北九州市八幡西区		大分赤十字病院	大分市		**青字**は「都道府県がん診療連携拠点病院」		
	産業医科大学病院	北九州市八幡西区		大分県立病院	大分市				

九州地方・山口県のがん診療連携拠点病院(2017年12月1日現在)

Q ③ どんな治療法が選べるの？

Q がんの治療法には どんなものがあるの？

Ⓐ 「がん」の治療には大きく分けて「手術療法」「放射線療法」「化学療法（抗がん剤治療）」「免疫療法」があります。「免疫療法」についてはほかの章で説明しますので、ここでは「手術療法」「放射線療法」「化学療法」について説明します。

Q 手術療法とは？

Ⓐ 手術療法は、その目的によって「根治手術（こんち）」と「緩和手術（かんわ）」があります。「根治手術」とは、ある臓器にがんが見つかったときに、検査ではほかの臓器に転移が認められず、がんがその臓器の内部だけにあるか（早期がん）、その臓器から少し外側に広がっていても（この状態を「浸潤（しんじゅん）」といいます）手術で「が

ん」をすべて取り除くことができると判断されたときに、根治を目的として行われる手術です。しかし、根治手術を行っても再発や転移が全く起こらないわけではありません。これは手術を行ったときの画像検査では、転移が小さすぎて捉える（とう）ことができず、時間を経た後に検査で見えるようになることがあるためです。根治手術とならない病状でも、放射線治療や化学療法を手術療法と併用することで、治療効果を高めることができるがんもあります。このような治療を「集学的治療」といいます。一方、「緩和手術」とは、がんをすべて取り除くことができなくても、がんを取り除かなければ、日常生活や生命の維持に大きな支障が生じる場合に行われる手術です。例えば、消化管や膀胱（ぼうこう）にがんがあると食事や排尿ができなくなる恐れがありますので、たとえ転移があってもがんを取り除く手術を行う場合があります。

　最近ではがんの種類にもよりますが、内視鏡を用いた患者さんの体に負担が少ない「腹腔鏡手術（ふくくうきょう）」が広く行われるようになっています。

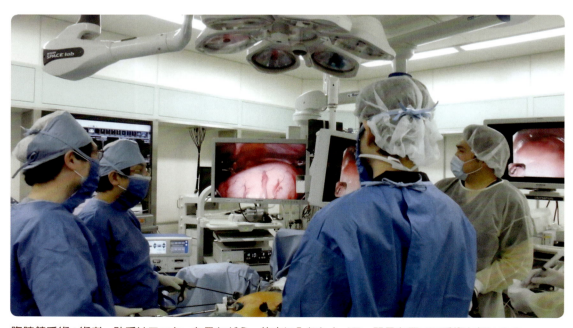

腹腔鏡手術：術者、助手はモニターを見ながら、体内に入れたカメラ、器具を用いて手術を行います

Q 放射線療法とは？

A 放射線は細胞内の遺伝子を傷害して、細胞死や細胞分裂障害を引き起こします。がん細胞は正常の細胞よりも、放射線の作用を強く受ける性質がありますので、がんの治療に放射線が用いられます。しかし、放射線の作用はがん細胞の種類によって差があり、放射線療法が効きやすいがんと効きにくいがんがあります。放射線治療も手術と同様に、がんの根治を目的とする根治治療と、がんによる症状（骨転移痛やがんによる神経痛など）を和らげることを目的とする緩和治療があります。

放射線療法は手術療法に比べ、臓器の形態や機能を温存して治療ができるのが大きな利点です。また、通常の放射線治療は麻酔を必要とせず、体への負担が少ない治療です。しかし、病状やがんの種類により、期待できる効果は異なります。がんに近い正常の組織に放射線があたると、組織の障害により皮膚炎、粘膜炎、脱毛、血液の異常などが起こりえます。また、治療の数か月から数年後に副作用が起こることもあります。

最近では、正常組織への影響を最小限にするために、非常に高い精度で多方向から集中的に放射線をあてる「定位放射線治療」や、臓器やがんの位置、形態に合わせてなるべく多くの放射線をあてる「強度変調放射線治療」などの新しい治療が行われています。また、子宮がんに対して放射線を発生する線源を子宮内に入れて治療を行う「腔内照射」や、前立腺がんに対して線源を前立腺に刺入して治療を行う「組織内照射」などの特殊な放射線治療もあります。

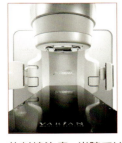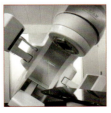

放射線治療：当院では、最新鋭治療装置である True Beam STx を用いた治療を行っています

Q 化学療法とは？

A 抗がん剤を用いた治療のことを化学療法といいます。転移がある進行がんの場合は、全身に対する治療が必要ですので、通常化学療法の適応となります。しかし、放射線治療と同様に、抗がん剤の効果はがんの種類によって異なります。白血病、悪性リンパ腫や胚細胞腫瘍（精巣、卵巣の腫瘍）は抗がん剤がよく効くがんですので、病状によっては化学療法で完治が期待できます。そのほかのがんでも抗がん剤治療により、または手術や放射線治療と組み合わせること（集学的治療）により、腫瘍を縮小させたり延命効果が得られることがあります。しかし、先に述べた一部のがん以外のがんで、進行がんの場合、化学療法を行ってもがんがすべて消失して治癒が得られることはまれです。その場合、化学療法の目的は延命となります。

また、化学療法にはさまざまな副作用があり、副作用の種類も抗がん剤によって異なります。患者さんの年齢や内臓の機能などによっては、化学療法が行えない場合もあります。化学療法を受けるときには、治療によってどれくらいの治療効果、延命期間が期待できるのか、どのような副作用が起こるのかを、よく理解して受けることが大切です。

Q 治療法はどのように決めるの？

A 医師は「がん」が発生した臓器やその進行度、患者さんの身体状況や年齢、生活様式や仕事の内容などにより、どの治療が最適か、または集学的治療が必要かどうかなどを検討し判断します。病状によっては適した治療法が1つとは限りませんし、その病状には適さない治療法もあります。「がん」を治療する際には、医師と治療の効果や副作用、後遺症の危険性などの説明を受けた上でよく話し合い、十分理解、納得して治療を受けることがとても大切です。

Q 4 セカンドオピニオンとは？

Q 治療の選択に悩んでいます。この医師を信用していいの？

A　がん治療に伴うさまざまな場面で、疑問や不安が生じることはよくあることだと思います。そういう状況で、医師の説明に納得がいかない、すんなり受け入れられないときに、別の医師の意見を聞くための仕組みを、セカンドオピニオンといいます。

図に示したように、紹介医での検査・診断・治療方針などを元に患者さんの質問に対して意見を述べるもので、診察ではありません。セカンドオピニオンを受けるためには、現在診療中の医師からの紹介状や資料が必要になります。

Q セカンドオピニオンを利用しても大丈夫なの？

A　従来の日本人の気質としては、医師との関係が悪くなることを恐れて、なかなかセカンドオピニオンまで踏み切れず、我慢しながら治療を受ける傾向があったと思います。しかしながら、がんの治療に関しては治療内容や方針を十分理解し、医師との信頼関係の上に、前向きな心の状態で進んでいくことがとても重要です。

また、がん治療には年単位の長い時間がかかり、大きな肉体的・精神的・経済的なストレスがかかります。いつもは楽観的な方でも心の平穏を保つことが難しくなり、少しの不安や疑念が予想以上にふくらんで、医師との関係が悪化することがあります。がん診療の現場では、セカンドオピニオンは当たり前のように行われていますので、積極的な利用をお勧めします。

Q 九州がんセンターでも利用できるの？

A　当院はセカンドオピニオン外来を設けており、年間400人以上の方が来院されます。各分野で日本のがん治療をリードしている経験豊富な医師が、十分な時間をかけて丁寧に疑問にお答えします。

当院のセカンドオピニオンの特徴として各診療科が積極的に臨床治験に参加しており、一般病院では受けられない新しい治療法がみつかる可能性もあります。

セカンドオピニオンとは・・・

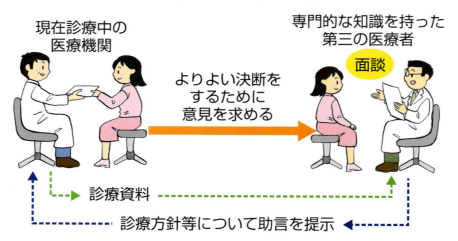

現在診療中の医療機関

専門的な知識を持った第三の医療者

面談

よりよい決断をするために意見を求める

診療資料

診療方針等について助言を提示

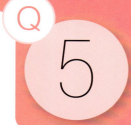

Q5 がん相談支援センターの役割は？

 「がん相談支援センター」とは？

 「がん相談支援センター」とは、がん診療連携拠点病院には必ず設置してあるがん相談窓口です。

がん専門相談員として研修を受けたスタッフ（看護師・医療ソーシャルワーカーなど）が、がん治療や療養生活全般の質問や相談を受けています。相談内容に応じて、医師やがんに詳しい看護師（がん専門看護師、痛みや緩和ケア・化学療法などの認定看護師）、薬剤師、栄養士、治験コーディネーターなどと連携し、正確な情報を提供できるよう体制を整えています。ほかの病院で治療を受けている方など、どなたでも、無料で、匿名で相談することができます。ご相談の内容が、相談者の許可なく医師や通院中の病院に情報提供されることはありません。

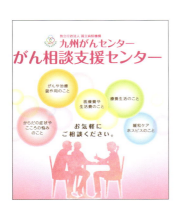

 具体的にどんな相談ができるの？

悩みや不安なことは一人ひとり違います。どんなことでも話をすることで、楽になることもあります。気軽にご相談ください。
- がんについて「知りたい」とき
- がんの治療について「理解して納得したい」とき
- 自分の考えを「伝えたい」とき
- 療養生活のことについて「聞いてみたい」とき
- 心の悩みを「誰かに聞いてほしい」とき
- 生活や経済的なことで「心配がある」とき
- 「仕事を続けることができるか不安」なとき
- 「家族のことも相談してみたい」とき
- 患者会のことを「知りたい」ときやがんの体験者と「話がしたい」とき
- 新しい治療法について知りたいとき　など

 「がん相談支援センター」への連絡方法は？

○「がん相談支援センター」の探し方
- 国立がん研究センターがん対策情報センター「がん情報サービス」　http://ganjoho.jp「病院を探す」http://hospdb.ganjoho.jp/kyoten/

○その他の相談窓口 ※相談は無料、電話代は相談者負担
- 「がん情報サービスサポートセンター」0570-02-3410（ナビダイヤル）平日10時〜15時
- 日本対がん協会の電話相談「がん相談ホットライン」03-3541-7830 月〜日曜10時〜18時（祝日・年末年始を除く）

 「がん患者リテラシー」とは？

がん患者さんに求められる「がん患者リテラシー」とは、「がん診療に関わる情報を理解し、整理し、活用する能力」のことです。たくさんの情報があふれている中、自分に合った情報は何かを見極め、治療法などを選択していくことが大切です。まずは、医師とよく話をすること、そして理解を促すためにがん相談支援センターなどをご活用ください。

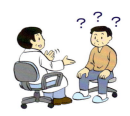

Q 6 がんは怖い、不安や落ち込みが 改善しないとき、どうしたらいい？

Q がんになると心はどうなるの？

A がんは体の病気ですが、心にも大きな負担になります。がんというと不治の病で死を連想する方もおられるでしょう。がんは怖いというイメージになるのも当然のことだと思います。その結果、不安や気分の落ち込みを生ずることもあります。ただ、正しい情報を的確に理解していないと不安になりやすい状態になります。

もちろん、がん情報の中には怖いものも含まれますが、知らないで疑心暗鬼になり不安が増大することがあります。ほとんどの人にとって病気は初めての経験で、不安になったり戸惑ったりするのは自然なことです。がんによる心の変化を理解することで、自分の心の状態に気づき、自分らしいがんとの向き合い方を見つけるきっかけにしていただければと思います。

Q がん患者の不安は何からくるの？

A がん体験者の悩みや負担のうち最も多かったのは、「不安などの心の問題」という報告があります。その中で特に多かったものには、「再発・転移の不安」と「将来に対する漠然とした不安」が含まれています。それだけがん患者にとって「不安」は大きな問題であり、それに対応することを求められているといえます。

不安は、体の状態がどうなるか分からないこと、今後の治療や見通しが不確かなこと、家族や仕事への影響など、いろいろなことに思いをめぐらせることで起こります。別の言い方をすれば、不安は、人々がその脅威に対してうまく関係を築き、前向きに対処するた

めの正常な過程ともいえます。がんと診断されたときの強い不安や落ち込んだ状態は、通常は一時的なもので、たいていの人は2〜3週間で前向きな気持ちが出てきます。しかし、不安や落ち込みが強かったり長く続くと、生活の質や日常生活に影響を及ぼすこともあります。

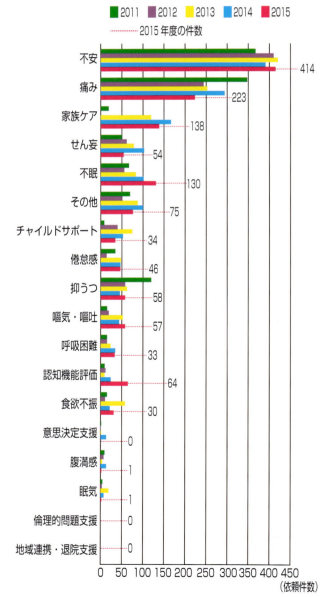

九州がんセンターにおける緩和ケアチームの依頼状況
（2011〜2015年度）

44

Q　不安や落ち込みへの対処法は？

A　不安の中には対処できるものもありますので、不安のもとになっている原因を整理して改善することが重要です。自分の気持ちを整理するのは1人ではなかなか難しいので、誰かに、どんなことが不安なのかを率直に話すことが大切です。例えば、病気のことがよく分からない、今後どうなるのか分からなくて不安、治療や副作用のことが気になって不安、などといった病気や治療にかかわる不安の多くは、必要な知識の不足からきていることもあります。

まずは、医師や看護師、薬剤師など、医療スタッフに遠慮せずに思っていることを話してみてください。

また、家族や友人など周囲の人と話をすることで、気持ちが徐々に整理され、安定することもあるでしょう。

何より、1人で抱え込むと、不安や落ち込んだ気分が堂々めぐりするばかりということもあります。誰かに話を聴いてもらえることで、気持ちが落ち着いてきたり、苦しい気持ちが和らいだりすることは、よくあることです。ほかの人に助けを求めることは、むしろ自分の状態を改善するための良い方法ですので、ためらわずにまわりの人に相談してみてください。

また、自分でできる対処方法をあれこれ試してみるのも1つのやり方です。心配なことを書き出して整理してみたり、気分転換を図ったりするのも良いかもしれません。リラックスする自分なりの体操をやってみるのも良いでしょう。

Q　誰に相談したらいいの？

A　人によっては、自助グループ（患者会や援助団体）が助けになることがあります。自らの経験から、あなたの状況を理解してくれる人々と一緒にいることは、悩んでいるのが自分1人ではないことが分かり、心が安らぐとともに、いろいろなことに助言がもらえることもあります。また、経験豊かな同病者らが医療機関に出向いて相談にのるサービスを提供

しているグループもあります。当院では、がんサロンというのを定期的に開設し、がん体験者が患者さんや家族の話を聴いてサポートする体制があります。

しかし、不安や落ち込みが強かったり、長く続いて日常生活に支障をきたすような場合は、専門家による援助が必要なこともあります。がん患者さんとその家族の心の問題を扱う専門家（精神腫瘍医^{しゅよう}など）がいる病院もあります。精神科医、心療内科医、臨床心理士などに相談するのも良いでしょう。

適切な投薬を受けることにより症状が改善することもあります。時には、抗がん剤やホルモン剤による薬物療法、放射線治療が精神的にも負担となり影響を与える可能性もありますので、ためらわずに専門医の診察を受けることをお勧めします。心の専門家に相談するのは、精神的に弱いということではなく、がんとうまく取り組むための賢明な行動といえます。

どこに行けば専門家にかかることができるかを知りたい場合は、各地域のがん診療連携拠点病院にある、がん相談支援センターに問い合わせするのも1つの方法です。当院には、緩和ケアチームに所属しているサイコオンコロジー科（日本語でいうと精神腫瘍科）というのがあり、患者さんやご家族、ひいては医療スタッフの心のケア、心のサポートを行っています。

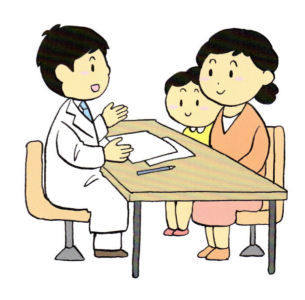

第**3**章

がんを
知る

7 病理診断って、どんなことをするの？

Q 病理診断とは？

A 病理診断という言葉を聞いたことがありますか？ 病理診断とは、がんを診断する方法の中で最も確実な方法の1つです。そのためがん診療には欠かせない存在となっています。では、そもそも病理という言葉をご存知でしょうか？

病理学とは病気の原因やその病気がどのようなものかを知る学問です。病気を知るために古くは顕微鏡で人の細胞を観察していました。この病理学から得られたさまざまな情報から病気の予防・診断・治療が考えられてきました。

Q がんの病理診断はどのように行うの？

A がんの病理診断とはどのように行われるのかご存知でしょうか？ 病院で胃カメラなどの検査を受けたときに「細胞を検査に出して、顕微鏡でがんかどうかみてもらいます」といった話をご経験あるいはお聞きになったことがあるのではないでしょうか？ これが病理診断の代表的な例になります。なぜ顕微鏡でみると、がんと分かるのでしょうか？ それを理解するためには、がん細胞がどういうものか理解する必要があります。ヒトの体は60兆個（最近では37兆個といわれています）200種類以上の細胞から成ります。通常これら細胞は各々何らかの役割をもって体の至る所に存在し、ヒトの体を形作っています。

では、がんを作るがん細胞とはどのようなものなのでしょうか？ がん細胞は遺伝子の異常で起こる、ということをどこかで聞いたことがあるかもしれません。細胞一つひとつにはヒトが形作られるために必要

な情報が収納されている「核」があります。この情報全体を「ゲノム」と呼び、遺伝子もその中の1つになります。がん細胞はこの情報に異常があります。多くのがん細胞はこの情報に異常が生じると核の形が正常と違って変わってしまいます。もちろん核の形だけでなく、細胞の形や細胞同士が集まって作る細胞集団の塊（組織といいます）の形まで変化します。さらに、また別の特徴として無制限に、かつ、規則なく増殖し続けヒトの体を破壊します。正常細胞は体が傷ついたときには必要に応じて数を増やします。傷ついた体の一部を元に戻すのに十分な数だけ細胞が増え終わると増えるのをやめ、体を元通りに戻すために細胞の性格を変えていきます。これを「分化」といいます。

がん細胞は、この細胞が増えるのをコントロールする能力を何らかの形で失うことによって、増えるのをやめることなく増え続けます。また、がん細胞は増えていくときに周囲を破壊していきます。これを私たちは「浸潤」と呼びます。この浸潤によってヒトの体は破壊され機能を失います。がん細胞がもつこのような特徴を顕微鏡で捉えることにより私たちはがんの診断を行います。

Q 診断方法とは？

A 実際には放射線検査・超音波検査・内視鏡検査などによって示されたがんの疑いのある病変から細胞の塊を針やメスで採取し、顕微鏡でがん細胞がいるかどうかを確認します。がん細胞は正常の細胞と異なり、細胞一つひとつの形が異なったり、細胞同士が組み合わさって作っている構造そのものが正常細胞が作る構造と異なったりします。さらにがん細胞は正常構造を浸潤によって破壊していきます。このように細胞の形の違いや浸潤する姿を顕微鏡で捉え、が

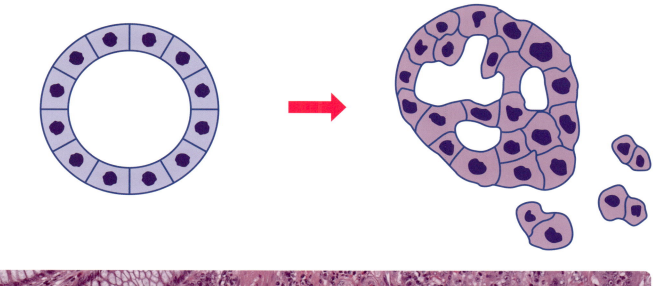

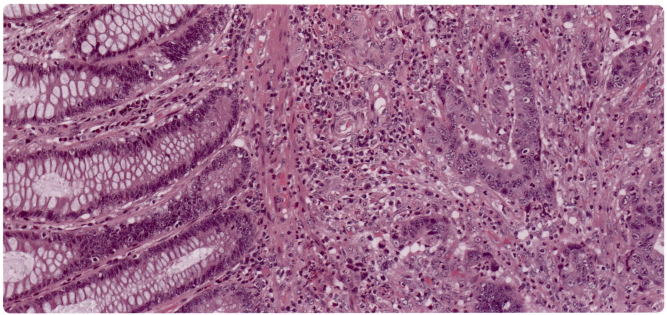

大腸の組織です。向かって左が正常組織、右ががん組織です

ん細胞かどうかを判断します（図）。

　主に顕微鏡を用いて、がん細胞の形の特徴からがん細胞を検出することを病理診断と呼んでいます。現在この診断方法が最も確実ながんの診断方法とされています。近年ではがん細胞ががん化した原因そのものやその代わりとなるものを検出することによって、より確実に診断することができます。がん化した原因そのものや、その代用となるものは細胞の設計図の情報を有するDNAやRNAという核酸、またその設計図から合成されたタンパク質になります。これらが細胞の中に存在していることを証明する技術が進み、病理診断はさらに発展して、がんの性格や薬の効きやすさなどを予測することができるようになっています。

　同じがんでもさまざまな種類があります。がん細胞の形が同じでも異常がある遺伝子が異なることがあります。この遺伝子などのゲノム情報を治療の標的にすることで、より効果的な新しい治療法が開発されるようになっています。

　良いがん治療の第一歩は、がんの病理診断を精確に行うことです。この病理診断が違っては治療方針が変わってしまいます。がん診療における病理診断の重要性について分かっていただけましたでしょうか。病理診断に対するご理解をよろしくお願いいたします。

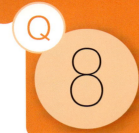

8 画像診断には何があるの？

Q 画像診断って何？

がんの治療を考える上で大切なことは、がんの状態を知ることです。そこで、がんの大きさ、種類、広がりを把握するために、放射線や超音波、磁場、光などの性質を利用して、がんを「見える化」するさまざまな画像検査があります。

「見える化」された画像から、がんの発生部位、周囲の筋肉やリンパ節、体全体の臓器への広がりを調べて、がんがどれくらい進行しているのかを判別することができます。

がんの進み具合は「ステージ（病期）」で表し、ステージ0（またはI）のごく早期の段階から、ステージIVの最も進行した状態に分類されます。

ステージ分類によって、今後の治療方針が決まります。そのために、がんの種類別に最適な画像検査法があります。

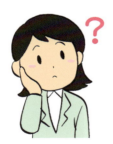

Q 画像診断にはどんなものがあるの？

代表的な画像検査法には下記の6種類があります。

- バリウム検査：食事の流れと同じように口から食道・胃・十二指腸の動きや粘膜の状態を見ることができます。また、お尻からバリウムを注入して大腸の病変を撮影します。
- 内視鏡検査：口や鼻またはお尻からファイバーを挿入して、粘膜病変を直接観察することができます。
- エコー検査：超音波を出すプローブ（探触子）を皮膚にあて、体表や腹部内臓器の内部状態を見ることができます。
- CT（コンピューター断層撮影）検査：体にX線（放射線）を透過させ、多方向からの情報をコンピューター上で解析して、体の内部状態を見ることができます。
- MRI（核磁気共鳴画像）検査：磁石と電磁波を利用して、体の水分密度情報をコンピューター上で解析して、体のいろいろな断面を見ることができます。
- PET（ペット）検査：がん細胞が正常細胞に比べて多くのブトウ糖を取り込む性質を利用して、FDG（フルデオキシグルコース）検査薬を注射することで、FDGが多く集まる部位が分かり、がんを発見することができます。

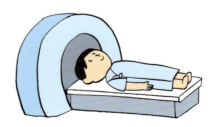

Q CTやMRI検査で何が分かるの？

肺がんの高精細なCT画像では、胸部X線検査ではみえない肺の細かな構造を描出することができ、毛羽立ちや巻き込みなどの画像の特徴から診断することができます（図1）。

また、内視鏡で検査ができない肝臓がんでは造影剤

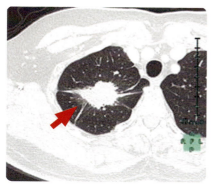

図1　胸部CT画像

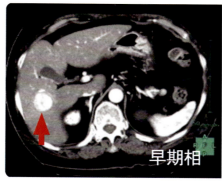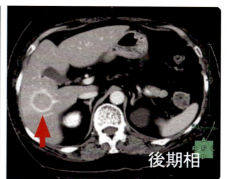

早期相　　　後期相

図2　腹部CT画像（早期相／後期相）

という薬を注射することで、注入の早い段階で病変部が白くなり、遅い段階で黒くなる画像の特徴から診断します（図2）。

一方、膵臓がんのMRI検査では造影剤を使用しなくても膵管を映し出すことができ、膵管の異常や変化を診断することができます（図3）。

（MRCP：Magnetic Resonance cholangio-pancreatography：磁気共鳴胆管膵管造影）

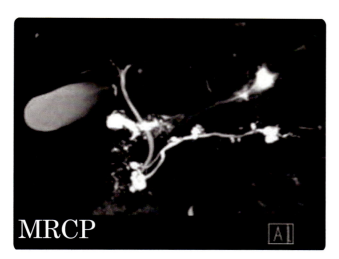

MRCP

図3　MRIによる胆管・膵管の造影（MRCP）

Q CTやMRI検査の弱点は？

A　CTやMRI検査に限らず、ほかの検査法でも1つの画像検査で、がんを診断することができない場合があります。そのときはいろいろな画像検査を組み合わせて、総合的にがんを診断します。そして、最終的ながんの確定診断には、細胞を採って確認する必要があります。

また、放射線を利用した検査では被ばくをします。

磁場を利用したMRI検査では、体内に金属（磁石に引っつくもの）があると検査をすることができません。

Q CTやMRI検査の安全性は？

A　診療に必要とされる放射線の被ばくには制限はありませんが、できる限り低い被ばく線量になるように最適化された検査を行っています。当院は「医療被ばく低減施設」に認定され、通常検査による被ばくの影響はほとんどありません。

MRI検査では患者さんの腕・足などの皮膚どうしの接触でやけどが発生するおそれがあります。事前に検査体位の確認を行っています。

また、造影剤の副作用（嘔気等）がまれに発生することがありますが、緊急時における救急体制を整えています。

Q 検査は苦しくないの？

A　基本的には負担の少ない、刺激の少ない検査で、息を吸って止めたり、吐いたりする簡単な検査です。検査内容によっては30分以上の時間がかかることがありますが、楽な姿勢で検査を受けることができます。

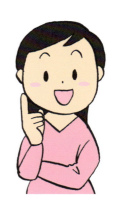

Q 最新の CT 検査ってどんなもの?

 大腸がんの術前検査の1つに、がん周囲の動脈と静脈の位置関係を調べるために、3D-CT血管造影という検査があります。大腸がんに対して腹腔鏡下手術が広く行われている現在では、血管の走行や分岐異常の有無、がんとの位置関係を把握しておくことが重要になります。それは手術時の確認作業を大幅に軽減し、血管等の損傷を事前に避けることができ、安心で安全な腹腔鏡下手術を施行できるからです。

図4は男性患者(71歳)さんの腹部血管の画像です。S状結腸がんの症例で下腸間膜動脈(IMA)から枝分かれする左結腸動脈(LCA)、S状結腸動脈(SA)ならびに下腸間膜静脈(IMV)、尿管との位置関係がはっきりと描出されています。この患者さんは高度の腎機能障害があるため、通常の造影剤量を投与できません。しかし、当院の最新CT装置では、造影剤の投与量を半減でき、さらに被ばく線量も従来のCT装置より40%以上低減することができます。ご覧のとおり、画質の劣化もありません。

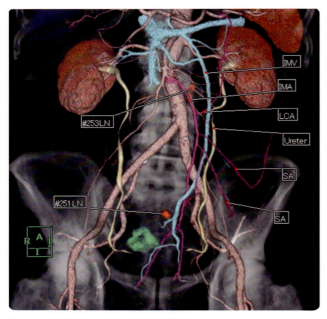

図4 腹部血管の 3D-CT 血管造影

Q 最新のMRI検査ってどんなもの?

 最新のMRI装置では、動きに強い撮像技術が開発され、小児や高齢の患者さんの検査などで、息止めや動きの抑制が難しい状況下でも、安定した検査が行えます。特に息止めのない自然な呼吸下で、体や腸管の動きの影響を大幅に抑えた検査が可能です。

図5は、男性患者(82歳)さんで直腸がんの症例です。直腸の周りや周囲の脂肪組織、膀胱壁にまで広がっています。矢印の膀胱や直腸周囲の比較から、抑制あり画像の方が、骨盤内の状態がよく分かり診断しやすいです。

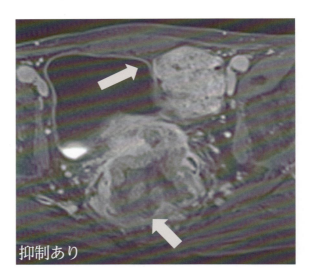

抑制あり

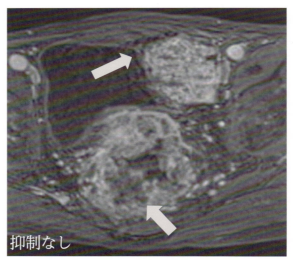

抑制なし

図5 骨盤内の動き抑制あり・なしの画像比較
「動き抑制あり」の方が、より鮮明に映ります

TOPICS 3

「がん地域連携クリティカルパス（私のカルテ）」って何？

クリティカルパスとは、患者さんに分かりやすく、安全で質の高い医療を目指すための「診療計画書」のことです。入院から退院にいたるまで、その日に行う検査や処置、食事、注意点（観察項目）などを表にして、それにしたがって診療していくツールです。これにより医療スタッフ・患者さんともに、診療経過を共有できます。

がん地域連携クリティカルパスは、その「診療計画書」を地域連携に応用したものです。がんの手術後に退院した後は、再発のチェックや健康管理、生活指導などが必要ですが、これらをがん専門病院とかかりつけ医の間で連絡を取り合いながら、一緒に行っていこうというものです。例えば、半年ごとにがん専門病院で検査を行い再発のチェックをするとともに、その間、定期的にかかりつけ医を受診し診察や採血を行い、健康状態をチェックするというようなものです。

福岡県では、専門病院およびかかりつけ医への受診時に「私のカルテ」と呼ばれる冊子を持参し、2つの医療機関で検査結果などを記録しています。これにより、がん専門病院とかかりつけ医が同じ方針のもとに、患者さんをサポートしていくことが可能になります。

現在、福岡県で運用されている「私のカルテ」

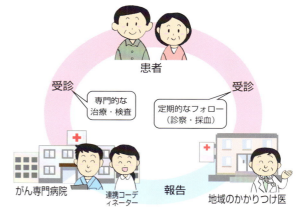

地域連携クリティカルパスの関係図

は胃・大腸・肺・肝臓・乳・前立腺がんの6疾患で、8種類のクリティカルパスが運用されています。当院では、「地域連携クリティカルパス」が患者さんの療養生活や診療の方針に合っているかどうかを検討し、利用する方が良いと考えられる場合にお勧めしています。

【地域連携クリティカルパスのメリット】

- きめ細かな対応ができる
- 担当医が2人いることで患者さんの安心感につながる
- 今後の予定が一目で分かる
- 病院や診療所の混雑が解消される
- 患者さんや家族と医療者が「私のカルテ」を見て、情報を共有できる

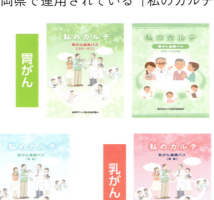

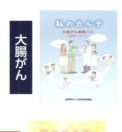

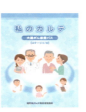

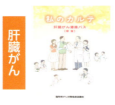

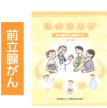

Q PET 検査とは? PET/CT 検査とは?

A PET（陽電子放出断層撮影）とは Positron Emission Tomography の略で、放射線の出る薬（ラジオアイソトープ）を用いた画像検査（核医学検査）の1つです。PET 検査はがんの診断のみでなく、脳や心臓の機能評価等多岐に及びますが、このうち FDG（フルオロデオキシグルコース、fluorodeoxyglucose の略）を用いた PET 検査（FDG-PET）は、がんの診断目的に多くの施設で行われています。新病院移転に伴い、当院でもこの検査が可能となりました。

PET/CT 検査とは、PET（機能画像）と CT（形態画像）を融合させた画像検査です。PET のみでは、体内に分布する薬剤の正確な位置が判断困難なことがあり、また CT のみでは、病変の部位・大きさによっては異常と判定できないことがあります。そこで両者の画像を重ね合わせ、病変と正常臓器や組織との区別が容易となり、より精度の高い診断が可能となります（図1）。

Q FDG-PET はどんな検査?

A FDG はブドウ糖の類似体であり、体内ではブドウ糖代謝の活発さに応じて分布します。FDG が細胞内に入った後、ブドウ糖とは違い、代謝されずに細胞内にどんどん蓄積していく性質を利用しています。

FDG-PET の特徴（利点）として、次の①〜④が挙げられます。

①　一度の撮影で全身を調べることが可能。

②　注射1本のみで体内のブドウ糖代謝の情報が得られる。

③　病変が「光って」見える（陽性に描出される）ので、異常が分かりやすい。

④　腎機能が悪くても検査可能で、副作用も少ない。

一般に、がん細胞は正常の細胞に比べ3〜8倍もブドウ糖を消費するとされていますので（図2）、FDG も同様にがん細胞にたくさん取り込まれ、がんの部分が PET 検査で「光って」見えるようになるのです。

ただし、同じがんといっても FDG の取り込み程度には差があり、がん細胞が密なものや多いものほど、悪性度が高いものや増殖の速いものほど、FDG はよ

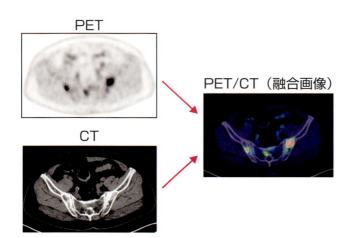

図1　PET/CT（融合画像）により骨盤骨への薬剤の異常な取り込みが容易に分かります

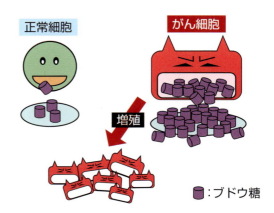

図2　がん細胞は正常細胞よりも3〜8倍ブドウ糖を消費するとされています（イメージ）

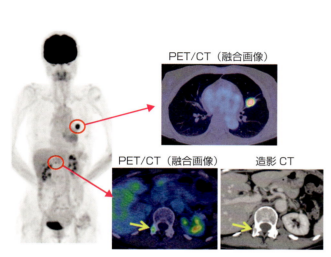

図3　肺がん（60 歳代、女性）。造影 CT で見逃されていた小さな腰椎転移が治療前 PET/CT で発見された例です

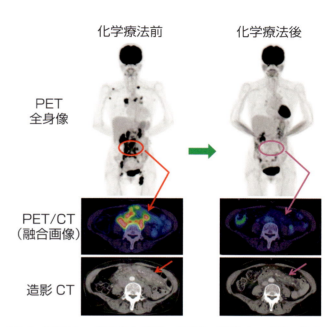

図4　悪性リンパ腫（60 歳代、女性）。悪性リンパ腫の治療効果は PET/CT での FDG 取り込みの変化で容易に分かります

く取り込まれます。

Q　がん診断での FDG-PET の役割、有用性とは？

A　主に次の①〜⑥の役割が挙げられます。
① 病変の良悪性や悪性度の評価、② がんの広がりの評価（病期診断）、③ 治療後の再発・転移の有無（再発診断）、④ 原発巣の検索、⑤ 治療効果判定、⑥ がん検診 など。

FDG-PET の有用性（例）ですが、病期診断では、治療方針に影響を及ぼすほかの臓器・組織への転移（図3）や、ほかの重複がんなどの思わぬ腫瘍の検出に役立ちます。

治療効果判定においても有用です。抗がん剤・放射線治療などによる治療の終了後にがんの形が残る場合がありますが、生きたがん組織が残っているのか瘢痕（傷あと）組織なのかを CT や MRI よりもはっきりと区別可能で、悪性リンパ腫の例で特に威力を発揮します（図4）。

Q　FDG-PET は万能の検査ですか？

A　どの種類のがんでもサイズが小さいと（特に5 mm 未満）検出困難です。ほかに、腎臓、尿管、膀胱やその近くにあるがん、脳腫瘍、前立腺がん、肝細胞がんや、肺がん、胃がんの一部なども発見しにくいといわれています。逆に、がん以外で FDG の取込みの強いものもあります（活動性の炎症、良性腫瘍の一部など）。

Q　FDG-PET、FDG-PET/CT の保険適用は？

A　病期診断、転移・再発診断では早期胃がん以外のすべての悪性腫瘍で適用ですが、「ほかの検査、画像診断により確定できない場合」という条件があります。なお悪性リンパ腫に限り、治療効果判定目的での検査も保険が適用されます。

Q10 がんを治すには どんな手術があるの？

がんに対する手術の目的は何？

がんに対する手術の目的には、下記の3つがあります。

① 病巣を切って取り除くことによりがんを完全に治すことを目指す

② 完全切除は困難だが、可能な範囲でがんを切除することで延命を図る

③ がんによる症状を和らげることを目指す

ここでは、①のがんの治癒を目指す手術（根治手術）について述べます。

手術でがんの治癒を目指すためには、がんが体の一部に留まっている時期なのか、全身に広がっているのかが重要なポイントとなります。

一般に、がんの広がり方には、「局所浸潤」「血行性転移」「リンパ系転移」の3種類があります。

局所浸潤は、がんが最初に発生した部位から周囲に広がっていくことをいいます。がんは時間とともに、発生した組織で深く、広く増殖していきます。発生した臓器を貫いて、お腹の中や胸の中に広がると（播種）、手術の対象とはなりません。局所浸潤の過程で、がんが毛細血管に侵入して、血液に入って広がっていくのが血行性の進展です。血液が全身を周って、がん細胞が離れた臓器に転移します。いわゆる遠隔転移です。一般に、遠隔転移があると、がんを手術で治すことはできません。

がんは、最初から転移するタイプと、ずっと転移しないタイプに分かれるため、早期発見や手術による治療は不要で、がんは放置すべきだと主張する人もいます。実際は、がん細胞が分裂して増殖していくうちに、遺伝子の異常が蓄積して転移する能力を獲得する、という考えが一般的です。細胞内で起こっている複雑

でダイナミックな変化を考えると、最初から性質が決まっていて変わらないということは考えにくいのです。

一方、現在の医療レベルでは、がんが大きくなっていく、どのタイミングで転移するようになるかの予測は困難です。できるだけ小さいうちに見つけて、遠隔転移する前に手術などで治療すべきでしょう。

リンパ節転移とは？

血液の液体成分（血漿）は、毛細血管の動脈側で血管から流出して、臓器に酸素と栄養素を届けます。その後、大部分は静脈側の毛細血管から血管に戻るのですが、一部はリンパ液となり、リンパ管に入ります。リンパ管は、体内で不要となった水分や老廃物を回収して運び役割と、小腸で吸収された脂肪を運ぶ役割があり、最終的に頸部で静脈に合流します。

リンパ管の途中にある2mm～2cm大の塊がリンパ節で、免疫を司るリンパ球が集中しています。リンパ管に入った細菌や、がん細胞のような異物を捉えて処理する関所のような役割があります。リンパ節でがん細胞を処理しきれないときは、そのままがん細胞が増殖します。これがリンパ節転移です（図1）。がんの発生した臓器によって転移を起こしやすいリンパ節が分かっており、これらは所属リンパ節と呼ばれています。

手術で、所属リンパ節をまとめて摘出することを「リンパ節郭清」といいます。リンパ節転移が、所属リンパ節よりも離れたところまで拡がると、リンパ節郭清ですべてを摘出することができません。また所属リンパ節内でも、転移したリンパ節の数が多いと手術後の再発が多いことが分かっています。

リンパ節郭清の意義については、今でも議論になるところです。リンパ節に転移した時点で、がん細胞の

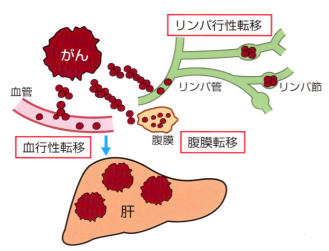

図1　がんの転移の種類
　　　（血行性転移、リンパ行性転移、腹膜播種がある）

一部は全身を周っているので、リンパ節郭清は意味がない、という考えもあります。世界でも日本の外科医は伝統的にリンパ節郭清を重要と考え、積極的に行ってきました。血行性の遠隔転移と異なり、しっかりリンパ節郭清を行うと、リンパ節転移したがんでも完全に治ることがあるため、現在では国際的にもリンパ節郭清を行うことが一般的です。

Q 拡大手術、縮小手術とは？

A　がんが局所浸潤して隣接する臓器まで及ぶことがあります。このようなときには、完全にがんを取り除くために、がんが発生した臓器とともに周囲臓器を切除することがあります。また、転移したリンパ節をすべて取るために、領域リンパ節より広い範囲のリンパ節を摘出することがあります。このような手術を「拡大手術」といいます。一方、摘出する臓器やリンパ節を最小限として、体の負担や手術後の障害を少なくしようとする手術が「縮小手術」です。

　拡大手術も縮小手術も、がんの性質や進行度、手術を受ける方の意欲や体力、医師や医療施設の経験や方針などによって状況はさまざまです。医師の説明を聞いて、十分に理解した上で受ける必要のある手術です。

Q 内視鏡下手術とはどんな手術？

A　皮膚を小さく切開して内視鏡をお腹や胸の中に挿入し、画面を見ながら手術を行うものが内視鏡下手術です。腹腔鏡手術、胸腔鏡手術、鏡視下手術などとも呼ばれます（図2）。当初はがん以外の良性疾患が主な対象でしたが、次第にがんの手術に応用されるようになってきました。

　内視鏡下手術の長所は、傷が小さく痛みが軽いために回復が早い点にあります。また、小腸や肺に直接触れないことで、体への負担が小さくなるともいわれています。最近の画像機器の進歩により、肉眼では分かりにくい細かい体の構造まで認識して手術することが可能となりました。

　内視鏡下手術は問題点もあります。手術時間は通常手術よりも長くなります。手術機材の準備により時間がかかり、医療廃棄物が増えます。がんの治療成績が通常手術に比べて劣っていないかどうか、本当に体の負担が軽くなるかどうかなど、まだ分かっていないところもあります。

　それでも、適応のある患者さんが、適確な内視鏡下手術を受ければ長所は明らかです。今後も、手術器機や手術手技がさらに進歩し、内視鏡下手術はますます普及していくことが予想されます。当院でも、最新の技術を取り入れながら、患者さんが最も良い手術を受けられるように、努力しています。

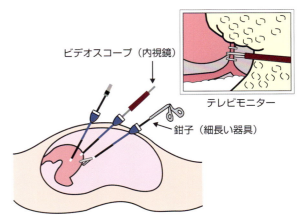

図2　内視鏡下手術
　　　ビデオスコープの映像をモニターに映し、鉗子で操作します

Q 手術室はどんな場所？

A 手術室は空調システムで、空気の清浄度を保っている場所です。治療の内容により、全身麻酔で眠った状態で手術を受ける方、手術の場所に局所麻酔をし、起きた状態で手術を受ける方がいます。

X線透視下で、手術部位を確認し、必要な範囲を切除したり、皮下埋め込み型ポート（皮膚の下にポートを埋め込み薬剤を投与する）を入れる手術もあります。

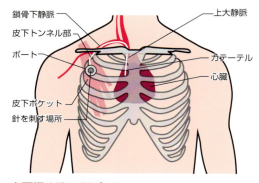

鎖骨下静脈
皮下トンネル部
ポート
上大静脈
カテーテル
心臓
皮下ポケット
針を刺す場所

皮下埋め込み型ポート

新病院移転後、手術室は7室となりました。手術室での治療数は、この5年間では年間2000〜2200件余りで、麻酔科医が管理した症例は1760〜1930件です。

Q 手術までの流れは？

A 患者さんの治療に手術が必要となれば、手術前日までに麻酔科医や手術室看護師が病室を訪問し、患者さんの今までの病歴や体調を伺った後、麻酔や手術の説明をします。手術当日は、手術室入り口で患者さんの名前、手術部位を確認し、入室した部屋で再度患者さんの間違いがないように確認しています。

Q 手術中や術後は痛むの？

A 麻酔の目的は、第一に痛みを取ることです。また必要に応じて意識をなくし、手術によっては筋肉の緊張を除くことをしています。手術は悪いも

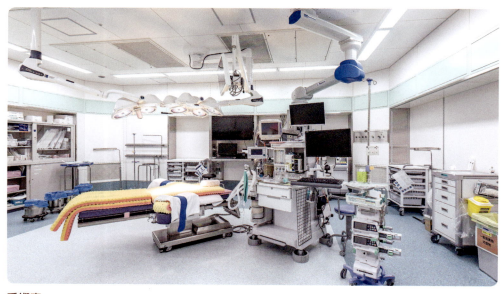

手術室

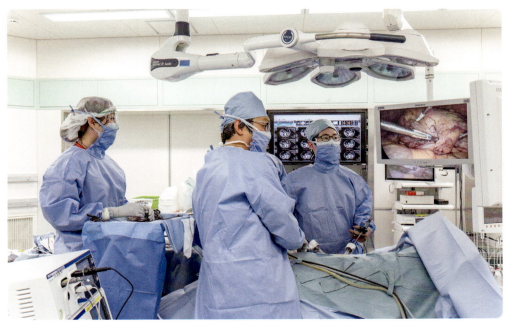

腹腔鏡手術

のを取り除き、治すための必要な治療法ですが、体に
メスを入れるため負担がかかります。麻酔科医は、手
術によって起こる体の反応に対処、呼吸や循環を維持
することを専門とし、手術室のスタッフとともに、患
者さんが安全に手術を受けられるよう努めています。

　手術では、組織に傷が入ります。神経組織が傷つい
たり、傷の部位に炎症反応が起こることにより、痛みが
起きます。術後痛は、手術直後が最も強く、時間経過
とともに軽減します。術後の痛みを、手術終了前から減
らすように取り組むことで、患者さんが早く元の生活に
戻れるよう、痛みのコントロールを行っています。痛み
が軽くなり、動けるようになることで、回復が早くなると
考えられているからです。痛みがあり、痰が出せなかっ
たり、深呼吸ができないと、肺に酸素が届かない所が
できたり、肺炎になったりすることもあります。

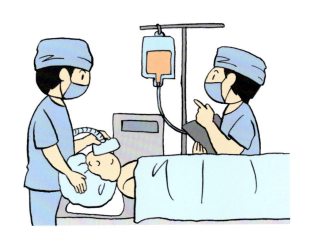

Q 痛みを取る方法は？

何種類かの鎮痛法を組み合わせることで、痛
みを軽くする方法が、最近は主流となってい
ます。手術術式（外科手術の方式）や患者さんの状態
に合わせて痛み止めを行うことで痛みを取る効果を高
め、望ましくない影響を抑えると考えられています。
痛みに応じて痛み止めを点滴内や直腸内から投与する

ことは、以前からありました。それに加えて、① 点
滴から持続して鎮痛薬を投与し、必要に応じて痛み
を調節できるよう、短時間で緊急追加鎮痛薬を投与
できるボタンのついた器材を使う方法、② 硬膜外腔
（脊髄の直ぐ近くで、硬膜の外側の場所）に、細い管
を入れ、そこから手術中、手術終了後も持続して鎮痛
薬を流す、また必要に応じ追加投与できるようなボタ
ンのついた器材を使う方法、③ 手術終了前に、痛み
を起こす部位を支配している神経の近くに、局所麻酔
を投与する方法を行っています。

　痛みの研究は進んで、痛みの感じ方に個人差があ
ることが知られるようになりました。それぞれの患者
さんに応じた鎮痛法を取り入れ、術後をできるだけ楽
に過ごされることを願っています。

Q12 放射線治療とは、どんな治療法なの？

Q 放射線治療の特長は？

 A 放射線治療は、がんの増殖に必要ながん細胞内のDNA（がんの遺伝情報を持っている）に直接または間接的に作用して、増殖をストップさせることが可能な治療方法です。病気になった臓器・器官の形や働きを失わずに治癒が可能であることが大きな利点であり、手術による切除ではその後の日常生活に影響をきたす病変部に対し利用します。また全身的な影響の少ない局所療法であり、合併症などで手術ができない患者さんにも対応が可能です。

放射線治療部門は多職種のスタッフが集まり、1つのチームとして業務に携わっています。医師、放射線治療専門放射線技師、放射線治療認定看護師、医学物理士、放射線品質管理士など、他部門にはいない専門職種がおり、それぞれの役割を分担し協力して個々の患者さんの放射線治療が最善のものとなるよう努力しています。

Q どんな放射線で、どんな治療をするの？

 A 当院ではX線、γ（ガンマ）線、電子線を利用して放射線治療を行っています。

体外よりがんの病巣に対して照射する外部照射が一般的で、当院でも95％以上がこの治療法を用いています。

これに対して放射線を出す小さな粒（小線源）を、体の中に挿入してがんに最接近した状態で治療を行う内部照射があります。当院では主に婦人科疾患の子宮頸がんに対して行っており、内腔に小線源を入れて行う腔内照射と、がん組織に直接刺す組織内照射があります。

Q どんな目的で、どんな放射線治療をするの？

 A 根治照射は治癒を目標とした治療で、頭頸部がん・悪性リンパ腫・子宮頸がん・肺がん・食道がん・前立腺がんなどで行っています。

緩和照射はがんの治癒は目標とはせず、がんによるさまざまな症状の軽快や予防を目的としています。骨転移・脳転移のほか、いずれの部位でも治療の対象となります。

術前・術後照射は、外科的手術の補助療法として手術の前に切除可能とするため、手術の後に再発の確率を下げるために行っています。

全身照射は、特殊な治療として骨髄移植や幹細胞移植の前に、免疫機能を下げて移植片の生着促進や、もともとの疾患（白血病など）の再発予防を目的として、全身の骨髄をターゲットとして照射を行います。

Q 高精度放射線治療とは何？

 A 放射線治療の一般的な内容について記載してきましたが、ここからは当院で採用された進歩著しい高精度放射線治療について述べたいと思います。

当院では2008年より肺・肝・脳の定位放射線治療（ピンポイント照射）（図1）、2010年よりあらゆる部位の強度変調放射線治療（IMRT）（図2）を開始しました。特に2014年にノバリスの画像誘導装置(図3、黄色の丸で囲んだ部分）を備えたTrueBeam（トゥルービーム）STx（図3）が稼働を開始し、照射野の中心の精度はミリ単位以下という飛躍的な精度上昇が得られました。

また、腫瘍の形に照射野をフィットさせるマルチ

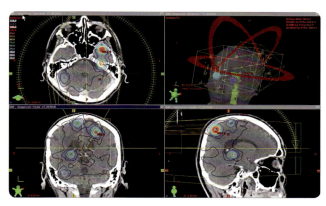

図1　TrueBeam STx による脳定位放射線治療
多発脳転移に対しても同時に全病変への治療が可能で、治療時間の大幅な短縮による、患者さんにやさしい治療が可能となりました

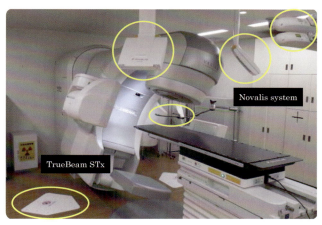

図3　ノバリスの画像誘導装置を搭載した TrueBeam STx

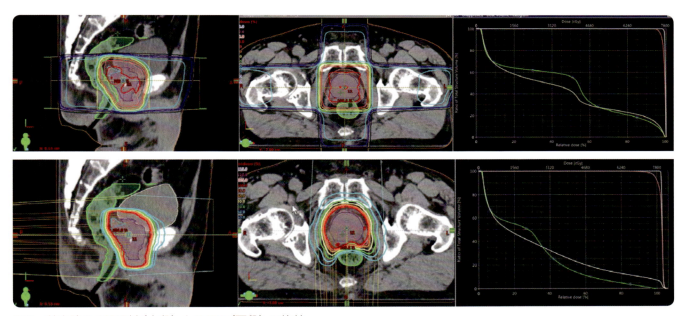

図2　前立腺の4門照射（上段）と IMRT（下段）の比較
IMRT では前立腺が 100％線量域（赤い線）でしっかり囲まれているのに対し、4門照射では前立腺の一部の領域に限られています。グラフでは直腸（緑ライン）の被曝線量の低下が認められています

リーフコリメータは 2.5mm 厚と従来の半分の厚さとなり、極限まで腫瘍の形に合わせこむことができるようになっています。

　これらの装置を最大限に活用し、根治照射だけでなく従来では不可能であった、一度放射線を当てた部位の再発に対する再度の照射も可能となって、治療適応の拡大が得られるようになりました。図4は近年の新規治療開始患者と高精度放射線治療である IMRT、ピンポイント照射の患者数の推移です。2016 年にはいずれの放射線治療も過去最大数となっています。

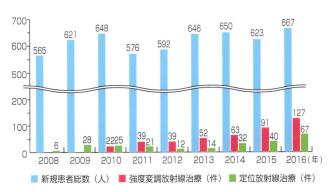

図4　放射線治療を行う患者数

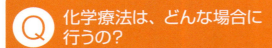

Q13 化学療法について教えて？

Q 化学療法は、どんな場合に行うの？

A 化学療法とは、化学物質すなわち薬を用いたがんの治療法のことです。一般に「抗がん剤（抗がん薬）」と呼ばれる薬を、飲み薬あるいは注射・点滴によって体に入れることで、がんに対する効果を期待します。

がん細胞は細胞分裂を繰り返して増殖する性質があります。がんが大きくなってきても、発生した場所（原発巣）でとどまっていれば、手術で取り除くことができます。しかし、がん細胞は発生した割りと早い段階から、転移をすることがあります。細胞の1つひとつは顕微鏡で観察しないと分からない大きさなので、約1cm未満の小さな転移があるかどうかは、どんなに詳しい検査をしても分かりません。

＜再発を抑えるための化学療法＞

手術で目に見えるがんを取り除いても、目に見えないがんを取り残していて、それが大きくなり、再発することがあります。手術後、再発の危険性が高い場合には、再発を抑える治療として化学療法を行うことがあります。再発を抑える目的の化学療法は、補助化学療法といいます。

＜進行を抑えるための化学療法＞

再発が見つかってしまった場合、再度手術をすることもありますが、手術ができないケースや再発を繰り返す場合、また、診断された時点で、多くの臓器に転移がある進行がんの場合は、化学療法を選択します。体に入った抗がん剤は血液の流れに乗って体中にいきわたるので、検査では分からない小さな病巣も含めて、全身のがん細胞を抑える効果が期待できます。

Q 化学療法は、すべてのがんに効果があるの？

A がんの中には、抗がん剤が効きやすいがんと、効きにくいがんとがあります。血液細胞由来のがん（白血病・リンパ腫など）や、生殖細胞由来のがん（精巣・卵巣腫瘍など）の中には、抗がん剤で治るものもあります。しかし、それ以外の多くのがんは、抗がん剤の治療だけでは治らず、手術や放射線治療と組み合わせた治療（集学的治療）で治癒を目指すことがあります。

Q 進行がんの化学療法の目的は何なの？

A 治癒を目指すことができない進行がんの場合、化学療法の目的は、生存期間の延長（延命）を目指したものになります。無治療で経過をみる場合に比べ、延命の効果が科学的に証明されている治療がある場合、患者さんが元気で、臓器の機能が良ければ治療をお勧めしています。延命効果が証明された治療がない場合にも、有効性について何らかの科学的な根拠がある場合、症状を和らげる効果も期待して積極的に治療をすることがあります。

全身の状態が悪いなどで、化学療法後の副作用によりかえって健康を損なう可能性が高い場合、緩和ケアを主体にする方が体調の良い時間を延ばせることがあります。化学療法を行う前に、何を目的にし、何を期待した治療であるか（治癒・延命・症状緩和）を相談して共有することが重要です。

Q 化学療法の副作用や、その対策はあるの？

A 抗がん剤には副作用があります。当院では、できるだけ少ない副作用で安全で快適に治療を行えるように工夫と努力をしています。延命目的の化学療法の場合、体調の良い期間を延長することが特に重要だと考えています。副作用で苦しみながらの延命にならないように、対応に努めています。

　副作用の予防・治療のことを支持療法といいますが、近年、支持療法においても有効な薬剤が増えてきています。以前は入院しないとできなかった化学療法が、副作用を少なく抑えられるようになったことで、通院治療（外来化学療法）で行えるようになっています。

Q 有効性が高いとされる分子標的治療薬とはどんな薬？

A 近年、新薬として承認されている抗がん剤の多くは、「分子標的治療薬」という種類のもので、がん細胞を狙い撃ちにすることを目指した薬剤です。

　分子標的治療薬は、少ない副作用で治療ができ、かつ有効性も高い治療薬です。

　がん細胞の中の分子（タンパク質・遺伝子）を詳しく調べ、がんの原因となる分子が見つかった場合に、分子標的治療薬の治療対象とします。分子標的治療薬の効果を予測するための分子レベルの検査は研究、開発が進んでおり、既に保険診療で行っているものも多くあります。

　しかし、分子標的治療薬の治療はすべてのがん患者さんが対象ではありません。現状では、すべてのがん細胞で分子レベルの異常が見つかるわけではありません。

　また、分子標的治療薬にも副作用があり、従来の抗がん剤とは異なる症状が出る場合があります。適正に使用しないと、重篤な副作用が生じることもあります。当院では、がん化学療法に十分な知識と経験を持つ医師（がん薬物療法専門医）のもとでの治療が可能で、治療中の体調不良時の相談や、緊急時の対応も随時行っています。

　がんの患者さんの病状は一人ひとり異なります。治療の目的に応じた適切な治療法が選択でき、治療をしながら日々の生活がより良く過ごせるようにスタッフ一同でサポートしていきます。

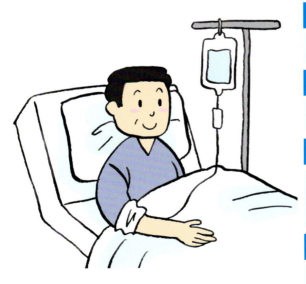

投与日
アレルギー反応、吐き気、嘔吐、血管痛、発熱、血圧低下

2〜7日
疲れやすい、だるい、食欲不振、吐き気、嘔吐、下痢

7〜14日
口内炎、下痢、食欲不振、胃もたれ、骨髄機能抑制（貧血・白血球減少・血小板減少）

14〜28日
脱毛、皮膚の角化・シミ、手足のしびれ、膀胱炎

化学療法の副作用とその出現時期（副作用は薬や人によって異なる）

免疫療法について教えて？

Q がんに対する免疫療法とは何？

A これまで、がんに対する治療の3本柱は、手術療法、放射線療法、薬物療法が一般的でした。がんに対する免疫の研究は古くから行われてきましたが、数年前までは客観的効果がある免疫療法はなく、「免疫療法」と聞くと「あやしい治療」とか「うさんくさい治療」といわれてきました。しかし、2015年末から新たな免疫治療薬として免疫チェックポイント阻害薬（オプジーボやキイトルーダなど）が国内の保険治療として認可され、免疫療法が4番目の柱として登場してきました。

免疫チェックポイントとは、体の中で起こる免疫を活性化（アクセル）したり、抑制（ブレーキ）したりして調節し、過剰な免疫反応が続かないように免疫担当細胞が制御しているところのことをいいます。しかしながら、がんが体の中にできると、がんのできはじめでは体の中でパトロールしている免疫細胞が、がん細胞を発見して攻撃し、排除していますが、がん細胞の中には免疫細胞に攻撃されないように変化したり、

透明マントをまとうような目くらましをすることにより、免疫細胞の攻撃をかいくぐって大きくなるものもあります（がんの免疫監視機構の逃避といいます）。ニボルマブやキイトルーダは、この透明マントをはぎ取って、免疫細胞（キラーT細胞）に従来のがんを攻撃する力を回復させる画期的なアイデアの治療薬になります。肺がんでは、進行非小細胞肺がんの約30％の患者さん（PD-L1という分子ががん細胞の多くに出ている患者さん）の1次治療（最初に行う薬の治療）として使えるようになり、従来の抗がん剤より効果が勝ることが分かってきました。

現在、肺がん、悪性黒色腫（皮膚がんの一種）、腎がん、悪性リンパ腫で承認され、今後さまざまながんで使えるようになることが予想されます。特にこの免疫療法の薬は、効果のある人は従来の抗がん剤と比べると長い期間効果が持続することが多いのが特徴的です。今回の免疫療法（免疫チェックポイント阻害薬）の登場により、がんに対する治療薬の選択肢が増え、より長くすこやかに長生きできることが期待されています。

Q 免疫療法は必ず効くの？

A ただし、免疫療法にはいくつか注意点があります。まず免疫チェックポイント阻害薬は、あくまでがん治療薬の1つであり、夢の薬ではありません。効果のない人や、効果があってもいずれ効かなくなる時期が来ます。その場合は、担当の医師や専門医の意見を聞いて次の治療薬を選択していくことが重要です。

また、この薬はいままでの抗がん剤と異なり、免疫ががん以外に対して活性化するため、自己免疫疾患のような全く違った副作用が出ることがありますので、専門医療機関での治療が必要です。

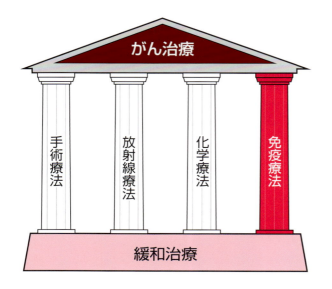

自分でがんや免疫療法について調べる場合、注意することは？

A インターネットの検索で、「がん」「免疫療法」と入力すると、最初のページの大半が健康食品の広告であったり、自由診療（保険が効かない自費治療）の民間療法の広告が出てきます。間違った情報もありますので、惑わされないことが大切です。

免疫療法と一概に言っても、① 前述の保険治療で受けられる国が認めた治療（オプジーボ®やキイトルーダ®など）、② 保険治療を目指した治験・臨床試験[*1]（製薬企業が開発中の免疫チェックポイント阻害薬や当院で行っている先進医療の免疫細胞療法[*2] など）、③ 効果や副作用が不明で保険とは関係ない自費の民間療法（効果を謳った健康食品や超高額な免疫細胞療法など）があります。

①と②は十分な資格と経験を有する医療機関に限られますし、もし副作用（有害事象ともいいます）が現れた際は、その医療機関が責任を持って迅速かつ的確に対応します。検査費・治療費は保険が効きます（治験の場合は、企業が負担してくれることもあります）。

しかしながら、③を提供する医療機関には入院施設のない機関もあり、副作用が出ても対応してくれないという話をよく聞きます。また、副作用に対する通常の検査や治療費が自費になったりします。これらの点が①、②と違うところです。患者さんが受けている、もしくは受けようとしている免疫療法がどれなのかを理解し、受診されている医師とよく相談して、場合によってはセカンドオピニオン[*3]やがん相談支援センターに相談[*4]されることをお勧めします。

[参照]
*1：第3章「治験・臨床試験って何？」67ページ
*2：TOPICS7「がんの免疫細胞療法」104ページ
*3：第2章「セカンドオピニオンとは？」42ページ
*4：第2章「がん相談支援センターの役割は？」
　　43ページ

がん細胞　　T細胞（免疫細胞）

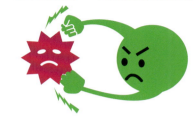

健康な状態ではT細胞が、がん細胞を排除している

がんが成長

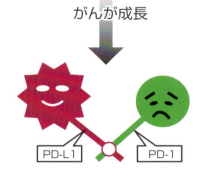

がん細胞のPD-L1分子とT細胞のPD-1が結合して、T細胞ががんを認識できず攻撃を止めてしまう

免疫チェックポイント阻害薬を投与

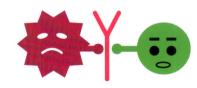

免疫チェックポイント阻害薬が攻撃を抑えていたPD-L1とPD-1の結合をブロック

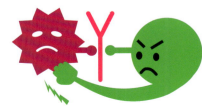

T細胞が、がん細胞を攻撃できるようになる

Q どんながんに内視鏡治療をするの？

 近年の医療機器や技術の発達により、かつては外科手術を必要とした病気に対して内視鏡治療が行われるようになってきました。

内視鏡治療は、体への負担が比較的軽く、入院期間が短くて済むなどの利点があります。

当院では年間200件以上の内視鏡治療を行っています（図1）。対象は食道がんや胃がん、大腸がんなどで、従来法（EMR：内視鏡的粘膜切除術）だけでなく、ESD（内視鏡的粘膜下層剥離術）という方法も導入し内視鏡治療を行っています。ESDによる内視鏡治療により、外科手術を回避し内視鏡治療で完治できる患者さんが増えてきました。

Q 内視鏡的粘膜下層剥離術 ESDとは？（図2）

 腫瘍の周りに目印（マーキング）をつけ、腫瘍の下に薬剤を注入し（局注）、腫瘍を持ち上げながら、電気メスで薄く剥ぎ取る（切開剥離）方法です。

従来法では取ることができなかった大きな腫瘍も一度に切り取ることができます。従来法に比べて時間がかかりますので、鎮静剤を使用し眠った状態で治療を受けていただきます。1週間程度の入院が必要になります。

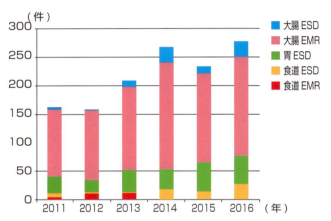

全体的に内視鏡治療件数は増加傾向で、特に食道のESDと大腸のEMR、ESDが増加してきています

図1 当院での内視鏡治療件数の推移（2011年〜2016年）

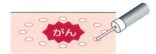

①マーキング

内視鏡を胃の中に入れ、病変の周辺に切り取る範囲の目印をつける

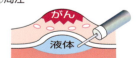

②局注

粘膜下層に薬剤を注入して浮かせた状態にする

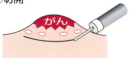

③切開

マーキングを切り囲むようにナイフで病変部の周囲の粘膜を切る

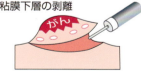

④粘膜下層の剥離

専用ナイフで病変を少しずつ慎重にはぎとる

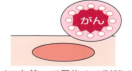

⑤切除完了

ナイフを使って最後まで剥離するまたは最後にスネアで切り取る

図2 食道ESDの実際

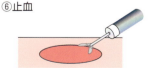

⑥止血

切り取ったあとの胃の表面に止血処置を施し、切り取った病変部は病理検査に出すため回収する

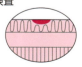

⑦病理検査

切り取った病変は顕微鏡による組織検査をし、根治しているかどうかの判断をする

（オリンパスホームページを改変）

Q 16 治験・臨床試験って、何？

Q 治験・臨床試験とは何？

A 人を対象として行われる医学研究を臨床研究といい、臨床研究のうち、医薬品や医療技術などの人への影響を調べる試験を臨床試験といいます。さらに、臨床試験のうち、医薬品や医療機器の製造・販売の承認を得るために実施する臨床試験を治験（ちけん）といいます（図1）。

治験や臨床試験では、最新の医療を受けることができ、承認されれば、同じ病気で悩む多くの方々に良い治療法を残すという社会貢献ができるメリットがあります。一方で、通常診療に比べて多くの検査を必要とする場合があり、また研究段階の治療法であるため、未知の副作用が出現する可能性があるというデメリットもあります。

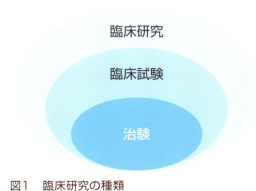

臨床研究

臨床試験

治験

図1　臨床研究の種類

Q 治験や臨床試験には誰でも、どこの病院でも参加できるの？

A すべての患者さんが、参加できるわけではありません。治験や臨床試験に参加いただくためには、試験ごとにさまざまな条件があり、それを満たしている必要があります。病気の程度やこれまでの治療方法などに加え、患者さんに同意をいただいた後に、検査などを行って参加できるかどうかが決まる場合もあります。

また、治験や臨床試験はどこの病院でも行っているわけではありません。対象となる病院は、十分な検査・診療ができ、専門の医師やほかのスタッフが揃っている施設でなければなりません。

当院は専門の医師や経験を積んだスタッフが揃っており、治験、臨床試験ともに多くの実績があります。

Q 参加の条件を満たした場合、試験参加の判断は誰がするの？

A 患者さんやそのご家族の希望なども踏まえて医師と相談しながら、最終的には患者さんのご自身の自由意思で決定いただくことになります。医師から参加を勧められた場合は、まず説明文書をしっかり確認してください。

説明文書には、治験の目的や方法、副作用などが書かれていますので、持ち帰ってご家族と相談後、参加の有無を決定するのも良いと思います。分からない言葉や治療に関する今後のスケジュールなどの不明な点は、担当スタッフに質問することもできます。もちろん、参加を断っても患者さんに不利益なことはありません。通常の診療で最善の治療を行います。

また、治験や臨床試験はいつでもやめることができます。この場合でも患者さんに不利益なことはありませんし、通常の診療に切り替えることができます。

Q 治験は通常の治療より多くの費用がかかるの？

A 患者さんが負担する費用総額は治験の課題によって異なりますが、治験に参加している間、治験薬は製薬会社から無料で提供されます。また、治験にかかわる検査や画像診断の費用も製薬会社からの補助があり、患者さんの負担が一部少なくなる場合があります。その他の費用（治験薬以外のくすり・診療費・入院費など）は「保険外併用療養費」という制度で通常の保険適用となり、原則、患者さんの負担となります。

そのほか、治験のステップ（図2）にもよりますが、通常診療よりも、来院回数や検査項目が増える可能性があるため、治験の検査・診察のために外来通院または、入院した場合、交通費等負担軽減費として一定額の支給があります。

前項にも記載しているとおり、これら費用などの負担を考慮して、最終的に患者さんご自身で参加を決定することになります。

ステップ［抗がん剤］

 基礎試験 化学合成や植物などから探した「くすり」の候補を動物や細胞を使って、効果や安全性を調べます

 ステップ1（第Ⅰ相試験） 少人数の患者さんを対象に安全性や体内での動き方・効き方を確かめます

対象が患者さんです。安全性とは、どのような副作用がどの程度でるのかを詳しく検査・診療します。体内での動き方・効き方とは、採血を行って血液中の濃度を調べます。
この結果、適切な投与量が決まります。

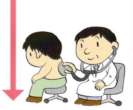

ステップ2（第Ⅱ相試験） 少人数の患者さんを対象に安全性と効果を確かめます

ステップ1で決定した投与量を使用します。効果とは、がん細胞を減らすことができるか、がんによる症状が楽になるかを調べています。

多くの患者さんについて、従来使用している「くすり」と比べ安全性と効果を確認します

ステップ3（第Ⅲ相試験） 抗がん剤の場合、1種類の「くすり」で治療を行う場合と数種類の「くすり」を組み合わせて治療する場合があります。そのどちらも、従来の治療法と新しい治療法を比較します。最近では、患者さんの生活の質（Quality of Life）を評価するためのアンケート調査も実施されています。

その後、厚生労働省に承認申請され効果と安全性が確認された「くすりの候補」だけが「くすり」となり、保険診療で使用できるようになります。

図2　治験・臨床試験の流れ

現在病気の治療中で服用中の薬がありますが、治験や臨床試験に参加することはできるの?

現在、がんで治療中の方、糖尿病や高血圧などのがん以外の病気で治療中の方、いずれの方も当院で行っている治験や臨床試験に参加できる場合があります。現在の担当の医師と相談して当院の受診をご検討ください。当院受診後、試験の条件に合うかどうかを判断することになります。

また、治験薬だけでなく通常の「くすり」にもいえることですが、併用すると「くすり」の吸収や排泄に影響を及ぼすものがあります。治験薬の効果判定に影響のあるものもありますので、参加前に医師や臨床研究コーディネーター（試験を円滑に実施するために、患者や医師を全般的にサポートするスタッフ）に相談して、中止などを判断する場合もあります。

治験に参加したいのですが、どんなことをするの?

主に抗がん剤による治験・製造販売後臨床試験を行っており、さまざまな種類のがんの治験を実施しています。また、がんの支持療法の試験を行うこともあります。

支持療法とは、がんの痛みに対する鎮痛薬の投与や抗がん剤の副作用である吐き気に対して、適切な吐き気止めを投与することなど、がんそのものに伴う症状や治療による副作用の予防、症状を軽減させるための治療のことです。

しかし、当院に来院されても、必ずしも試験に参加できるわけではありません。どの試験でも、試験開始の前に病状や過去の治療歴などを確認し、必要な検査を受けていただく必要があります。また、検査結果によっては参加できない場合もあります。現在の担当の医師とご相談の上、当院の受診をご検討ください。

治験に参加すると必ず効果は得られるの?

効果が必ずあるとは限りません。海外で承認されている「くすり」でも、日本で効果があるかどうかは分かりません。また、ある種類のがんに効果があっても、別のがんに効果があるかどうかは、分かりません。さらには、承認されている抗がん剤でもすべての人に効果があるわけではなく、3〜4割の人に効果があれば良薬とされています。

また、プラセボ（偽薬）という「くすり」としての成分（有効成分）が入っておらず、効果も副作用もないものを投与する場合もあります。

一方、治験段階では、まだ知られていない未知の副作用が出現する可能性があります。副作用には、症状として出るものや、血液検査などの検査値の異常として出てくるものがあり、疾患の進行と重なって身体症状が悪化する場合があります。そのため治験では、患者さんの安全性を守るように、綿密な診察や検査スケジュールが計画されています。

プラセボとは?

プラセボ（偽薬）とは、「くすり」としての成分（有効成分）が入っておらず、効果も副作用もないものです。しかし、プラセボ（全く効果がない）を「くすり」と思って服用し、たまたま症状が改善することがあります。このような思い込みによる効果を排除するために、見た目や使い方も治験薬と同じプラセボを用い、どちらを使用しているか医師も患者さんも分からない方法で、治験薬の本当の効果と副作用を確認する試験があります。このような試験のことを「二重盲検試験」と呼びます。

第 **4** 章

がんと共に
生きる

抗がん剤の副作用は？対策はあるの？

Q 抗がん剤にはどんな種類があるの？主な副作用は？

A 最近のがん薬物療法の進歩は著しく、分子標的治療薬、免疫チェックポイント阻害薬（そがい）など新しいタイプの抗がん剤が開発されたことで、生存期間の延長など大きな治療効果が期待できるようになりました。その一方で、これまでの抗がん剤ではあまり起こらなかった副作用が現れるようになり、治療を継続するためにその対策をどのように行っていくかということが、重要な課題となっています。

抗がん剤は作用の違いによって数種類に分類され、副作用もそれぞれ特徴があります。また、副作用は起こりやすい時期があり、自覚症状がない場合もあるため、早期発見には定期的な検査（血液検査や画像検査など）も必要となります。

① 殺細胞性抗がん剤

従来型の抗がん剤で、がん細胞を壊したり、増殖（増えて多くなる）を抑えたりする効果がありますが、同時に正常な細胞にも影響を与えるため、それが副作用として現れます。起こりやすい症状として、吐き気、口内炎、下痢、発熱、貧血、出血、脱毛などがあります。

② ホルモン薬

乳がん、子宮がん、前立腺がんなど体内のホルモンの影響を受けて増殖するがんは、ホルモンの働きを妨げる薬でがん細胞の増殖を抑えることができます。ホルモン薬には、ほてり、むくみ、めまい、頭痛、倦怠感、吐き気などの副作用があります。症状は一時的なものであり、軽くなる場合がほとんどですが、長期間服用することが多いので、副作用については治療前にあらかじめ確認しておくことが大切です。

③ 分子標的治療薬

分子標的治療薬は、がん細胞の外から認識する抗体薬と、がん細胞の中から作用する低分子薬の大きく2種類に分類されます。

分子標的治療薬は、正常細胞に与える負担が軽減される一方で、従来の殺細胞性抗がん剤ではあまり起こらなかったアレルギー反応、皮膚症状、高血圧、蛋白尿（尿に必要以上のタンパク質が出ている状態）、むくみ、発疹など特徴的な副作用が起こる場合があります。

④ 免疫チェックポイント阻害薬

最近、がん細胞が免疫（体内に侵入した細菌やウイルスなどを異物として攻撃することで、自分の体を正常に保つという大切な働き）機能にブレーキをかけて、免疫細胞の攻撃を阻止していることが分かってきました。免疫チェックポイント阻害薬は、そのブレーキを解除する作用があり、免疫細胞の働きを再び活発にします。

しかし、甲状腺機能低下症、重症筋無力症、糖尿病など、これまでの抗がん剤にはなかった副作用が起こる可能性もあるため注意が必要です。

Q 副作用は誰にでも起こるの？

A 抗がん剤の副作用には個人差があります。ほとんど症状がない方もいれば、つらい症状で悩まれる方もおられます。あらかじめ予想される副作用を知っておくことで過剰な不安が取り除かれ、心の準備をすることができます。実際、副作用が起こった場合にも早期発見と適切な対処により症状の悪化を未然に防ぐことができます。

抗がん剤の副作用には、自覚症状を伴う場合と、症状がない場合があります。診察や検査などで副作用の

確認を行いますが、中には患者さんにしか分からない副作用もあり、気になる症状があれば早い時期に医療スタッフへ相談することが重要です。

 Q 副作用の予防や対策は？

A 患者さん自身が、日常生活の中で注意したり工夫したりすることで、副作用を未然に防げる場合があります。例えば、抗がん剤の副作用に免疫力の低下があります。感染予防対策として、手洗いやうがいをしっかり行い、外出時にはマスクを着用します。また、口内炎も副作用の1つですが、うがいや歯みがきを度々行い、口の中を清潔に保つことも口内炎予防になります。

抗がん剤の副作用は、薬剤などによって症状を軽減できる場合があります。例えば、不快な副作用である吐き気は、予防的に吐き気止めを使用することで症状はかなり抑えられます。近年、効果的な吐き気止めが開発され、嘔吐する方はほとんどいなくなりました。

副作用対策の薬剤では、最近注目されている再生医療を利用した製品も開発され、骨髄移植の合併症を抑える目的で、日常診療の中で使用されています。さまざまな副作用に対応する薬剤があるため、気になる症状があれば我慢せず、早めに医療スタッフまでお知らせください。

抗がん剤の副作用でつらい思いをしても時間が経ってしまうと、どんな症状がいつ頃起こったのか忘れてしまうことがあります。そのような場合、体調の変化を記録しておくと、客観的な状況を把握することができ、診察の際などに対応がしやすくなります。抗がん剤によっては、記載しやすい専用の記録用紙などもありますので、気軽に医療スタッフまでご相談ください。

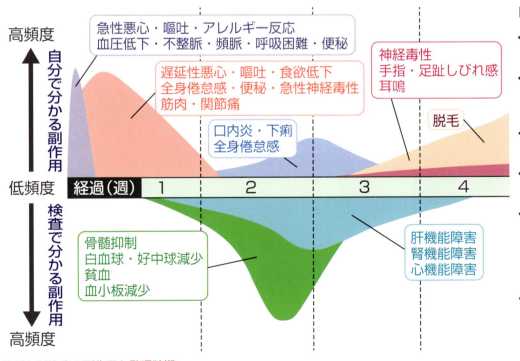

抗がん剤治療の副作用と発現時期

【図中の用語解説】
- 急性悪心（投与後24時間以内に出現する吐き気）
- 遅延性悪心（24時間後から約1週間程度持続する吐き気）
- 全身倦怠感（全身がだるく感じる）
- 神経毒性（しびれや感覚障害や痛み）
- 骨髄抑制（血液細胞を作っている骨髄の働きが低下している状態で、赤血球、白血球、および血小板の数が減少する）
- 足趾（足の指のこと）

18 抗がん剤による皮膚障害とは？

Q 分子標的治療薬による皮膚障害とは？

A 大腸がん、肺がんに使用される EGFR 阻害薬や、肝臓がんや腎がんなどに使用されるマルチキナーゼ阻害薬といった分子標的治療薬を用いた治療では、その特徴的な副作用として、にきびのような皮疹や、爪の周りの炎症、皮膚の乾燥、手のひらや足の裏の炎症などが頻繁にみられます。

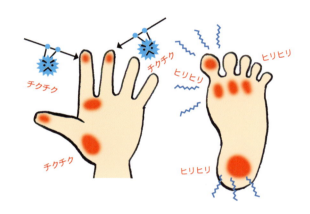

Q 皮膚障害に対する対策が必要な理由は？

A 分子標的治療薬の使用の増加とともに、治療後の生存期間も徐々に長くなってきており、分子標的治療薬は現在の抗がん剤治療の中心となっています。分子標的治療薬による皮膚障害は患者さんにとってはつらい副作用です。症状が強く、治療を中断せざるを得なくなってしまっては本末転倒ですので、皮膚障害を上手にコントロールして可能な限り治療を継続することを目指します。

Q 皮膚障害にはどんな対策をするの？

A 皮膚の乾燥が大敵です。治療を開始する時点から、予防のために保湿を心がけます。保湿をしていても皮疹や爪の周りの炎症が起きた場合には、副腎皮質ホルモンの塗り薬を適切に使用することで症状を改善したり、悪化を抑えたりすることができます。

また、「皮膚を清潔にすること」「皮膚への刺激や圧迫を避けること」も重要です。洗う際に痛みや痒みを伴うこともありますが、不潔なままではより症状を悪化させる可能性があります。こすり過ぎたり、紫外線にあたり過ぎたりすることは控え、やさしく丁寧に洗いましょう。使用するボディソープや化粧品なども、刺激になる添加物ができるだけ入っていないものを選びましょう。

当院では、患者さんが皮膚障害によって日常生活で困ることがないように、また抗がん剤を中断せずに治療が継続できるようにお手伝いします。

私たち皮膚対策チームはその手助けとなるように、皮膚障害出現時のマニュアル作成、治療薬の検討、患者さんへの説明に使用するパンフレット作成・配布などを行っています。

医療スタッフ・患者さん・ご家族が協力して皮膚障害に対する対策を行うことで、症状を和らげながら、可能な限り治療を継続することができます。皮膚対策チームもそのお手伝いをします。

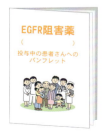
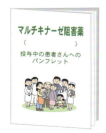

分子標的治療薬使用開始時の説明用パンフレット

TOPICS 4

脱毛や爪のケアはどうするの？

がんの治療と外見変化が及ぼす影響

　がんの治療をしながら日常生活を送る方が増える一方、治療による外見変化のため、生活への影響やさまざまな制限を受ける方もいます。外見の変化は「自分らしくなくなった」という自己のイメージを下げ、「病気」を意識させる場合もあります。外見変化がもたらす影響は、患者さん個々により大きく異なります。ご自分が外見に関してどのような価値を持ち、何を重視しているのか、ご自分にあった対処法を見出すことが、治療を続ける上でより重要になると考えます。

アピアランスケアとは

　アピアランスケアとは、がん患者さんに対する外見関連のケアであり、単純に「美しくする」ことではありません。患者さんが、その人らしくいられるためのケアを指します。

【アピアランスケアルームの利用について】

　九州がんセンターでは、2016年8月にアピアランスケアルームを開設しました。部屋には、ウィッグや爪のケア用品、パンフレット等を展示

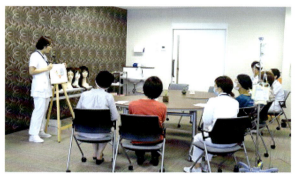

教室の様子

し、自由にウィッグの試着ができます。どうぞ気軽にご相談ください。

●利用方法

1. 利用者
   すべてのがん患者さんおよび家族（院内外を含む）
2. 利用方法
   ①自由見学　②個別相談
   ③教室への参加
   （第4月曜 15：30 〜 16：30 開催）
3. 利用時間
   平日 10：00 〜 12：00、13：00 〜 15：00
   ＊入院中の方は上記時間以外の対応も可能です

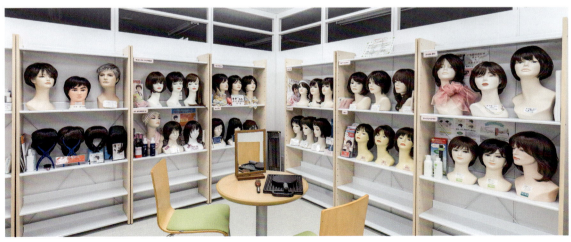

アピアランスケアルーム

Q 19 体調を整えるには？

Q 体調を整えるにはどうしたらいいの？

 規則正しい生活が体調管理の基本です。朝起きて日中は活動し、十分な睡眠時間を取る、バランスの取れた食事をできるだけ決まった時間に取るなど、規則正しい生活をすることで体調が整いやすくなります。胃腸の調子が整って食欲が増したり、排泄が規則的になるなど、体力の回復が促されます。

適度な運動は体力の維持・回復を助けます。がんの種類や治療法、体力や年齢によって時期は異なりますが、体力が少し回復してきたら外出を試してみましょう。短時間の散歩で十分です。適度な運動は気分転換にもなります。徐々に行動範囲を広げ、日常生活への復帰を目指しましょう。

体調の悪いとき、強い疲れやだるさを感じたとき、痛みなどの症状があるときは、無理をしないことも大切なことです。家族や職場の仲間に相談して、1日ゆっくり休むなど、体調に合わせた過ごし方をしましょう。

Q 食事について気をつけることは？

 食事は大切ですが、あまり神経質になる必要はありません。

医師から食事について指示があるとき以外は、無理をしないで体の調子やお腹の具合に合わせて、食べられるものから食べるようにすること、食べることを楽しむ感覚が大切です。

治療の影響で食欲がなくなっても、副作用の強い時期を過ぎれば食べられるようになることが多いので、心配ありません。状態に合わせて消化しやすい食事にしたり、食べたいと思ったときにすぐに食べられるよ

うに、手元に用意しておくと良いでしょう。

Q 下痢や便秘はどうしたら改善するの？

 下痢や便秘は、胃や大腸など消化器がんの手術の後、薬物療法（抗がん剤）を行っている間、オピオイド系鎮痛薬の痛み止めを使うときなどに起こりやすい症状です。規則正しい生活や無理のない範囲で体を動かすこと、腹部のマッサージ、十分な水分補給などで、ある程度軽減できます。薬で症状を軽くすることもできますので我慢しないで、担当の医師に相談してみましょう。

Q 日常生活や受診時のアドバイスは？

 体調管理に日誌を活用しましょう。日誌を記入していると、抗がん剤治療を受けてからの体調の変化が分かるようになります。日誌に食事摂取量、排便状況、薬の内服状況を記載すると、便秘のときの下剤の量を決めるときに参考にもなります。

外来受診時には準備をしましょう。医師に尋ねたいことを考えていても、診察室に入ると忘れてしまったことはありませんか？　尋ねたいことをメモして持っていくと良いでしょう。また、外来診察時に体調管理日誌を医師に見てもらうと、自宅での体調が伝わりやすいです。

相談できる場所を知っておきましょう。治療を受けながらの日常生活の中では、さまざまな心配ごとが出てきます。自分の病院の相談窓口を知っておきましょう。当院では、担当の医師以外の相談窓口として「がん看護相談外来」「医療相談」があります。

入院中は、病棟の看護師に気軽にご相談ください。ご家族もぜひ、相談窓口をご利用ください。

Q 20 リンパ浮腫になったら、どうすればいいの？

Q リンパ浮腫とは何？

A リンパ浮腫とは、乳がん・子宮がん・卵巣がん・前立腺がんなどの治療で、手術によりリンパ節を取り除いたり、放射線治療によってリンパの流れが悪くなることで、生涯にわたり腕や脚がむくむことをいいます。

がんの治療を受けたすべての患者さんが発症するわけではありませんが、一度発症すると治りにくいという特徴があります。発症時期には個人差があり、手術直後から発症することもあれば10年以上経過してから発症することもあります。

Q リンパ浮腫の治療は？

A リンパ浮腫の治療は、2008年の弾性着衣の医療費支給制度と、リンパ浮腫の予防指導が保険診療に含まれるようになって以降、広く一般の方々に知られるようになりました。当院では、定期的に浮腫の状態やセルフケアの状態を確認しながら、圧迫療法・マニュアルリンパドレナージ・運動療法・日常生活の工夫など、その方の生活に応じたケアを提案しています。

リンパ浮腫と上手く付き合っていくためには、セルフケアが重要です。できるだけ負担が少なく、長続きする方法の習得をお勧めします。そのためには、正しい知識を持つことが必要です。1人でも多くの方にリンパ浮腫についての知識を習得していただくために、「リンパ浮腫についての患者・家族教室」を開催しています。どなたでも参加できる教室で、患者さんやご家族からの疑問や質問にも対応していますので、ぜひご参加ください。リンパ浮腫についての正しい知識と新しい情報も習得できます。

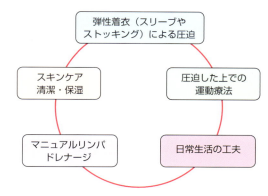

リンパ浮腫発症後の治療（複合的治療）

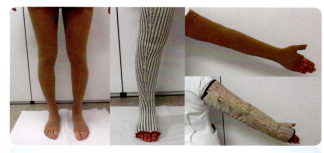

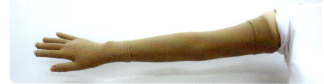

弾性着衣

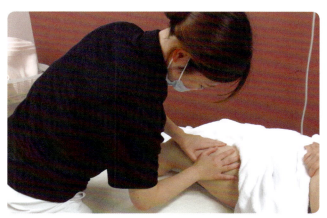

リンパドレナージ

21 自分らしい生活を送るためには？

 アドバンス･ケア･プランニングとは？

がんと診断されると、治療のことや生活のことなどについて不安になることがあると思います。そして、さまざまな大事なことを決めていく場面に数多く出合うでしょう。そのようなとき、1人で悩んだり迷ったりせずに、あなたの"大切にしている人"や"医療者"とともに、「自分はどうしたいか」を繰り返し話し合っておくことが大切です。

　当院では、患者さんやご家族の価値観や思いが尊重され、少しでも自分らしく過ごせるようサポートする取り組み（ACP：アドバンス・ケア・プランニング）を行っています。医療者に、あなたが「大切にしていること」「医療の中でしてほしくないこと」など、一人ひとりの価値観を遠慮なく伝えていただき、その考えをもとに、より良い医療が提供できるよう考えていきます。

 がん看護相談外来とは？

　自分の症状や考え・悩んでいることは、医師や外来・病棟看護師にお話しいただくことが一番です。さらに当院では、より専門的な知識・技術を持った看護師が患者さんやご家族からの相談を受ける「がん看護相談外来」も行っています。がんと診断された患者さんやご家族の、病状や生活面での不安や悩みなどについて一緒に考えていきますので、いつでも気軽にご相談ください。

がん看護相談外来

◆受付時間／ 10：00 〜 16：00（平日）

◆電話番号／ 092-541-8100

◆相談内容／

・病状や治療、生活面での不安や悩み

・がんやがん治療に伴う症状のコントロール（痛みや吐き気、口内炎、食欲低下など）

・放射線治療についての不安や悩み

・抗がん剤治療についての不安や悩み

・療養生活について

・感染症について

・治験や臨床試験について

・栄養、食事について

・遺伝について

◆がん看護相談外来を希望される方は、電話で予約されるか、外来受診時に診療科受付でおたずねください。

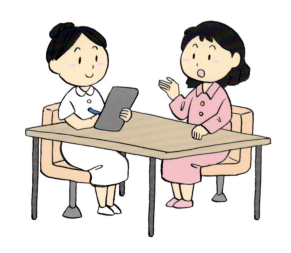

TOPICS 5

遺伝相談外来

　2013年夏、ハリウッド女優、アンジェリーナ・ジョリーさんの告白によって、遺伝性乳がん卵巣がんの存在が広く知られるようになりました。同時に、いまだ病気のない乳腺を切除するという彼女の選択が衝撃をもって伝えられたことは、まだ記憶に新しいところです。このニュースに象徴されているように、高い確率で遺伝するタイプの腫瘍（これを遺伝性腫瘍、あるいは家族性腫瘍と呼びます）には、通常の腫瘍とは異なる対応が必要です。

　遺伝性腫瘍の場合は、新たながんが同じ臓器内の残った組織や、また別の臓器に発生することが少なくありません。このような新たな発がんを早期に発見する検査（サーベイランス）が必要になってきます。

　では、自分が高い遺伝のリスクをもっているのかどうかは、どうやって調べたらよいのでしょうか。このような遺伝のリスクは遺伝子検査で明らかにできることがあります。しかしながら、この遺伝子検査は、遺伝子の情報をつぶさに見るものです。遺伝子情報の中には先祖から代々遺伝し、子孫に受け渡していく情報もあるため、その時かぎりの体の状態を検査して得られる情報とは、おのずと性質が異なり、検査の実施には特別な注意が必要です。このように、がんの遺伝リスクに対応する診療には、通常のがん診療にはない特殊な点があることをご理解いただけると思います。

　当院の遺伝相談外来

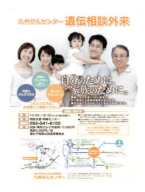

図1　九州がんセンター
　　　遺伝相談外来

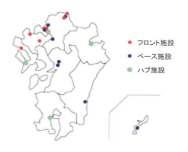

図2　九州各地を結ぶ「九州
　　　家族性腫瘍ネットワーク」

（図1）では、がんの遺伝リスクを心配されている方々に正確な情報をお届けし、遺伝子検査やサーベイランス、また、アンジェリーナ・ジョリーさんが選択した予防的治療（このような治療をリスク低減治療と呼びます）を提供しています。

　当院に遺伝相談外来が開設されたのは2010年です。九州地域で最も早くがんの遺伝診療に取り組みはじめた病院の1つです。また、主だった遺伝性腫瘍のほとんどについて、遺伝子検査、サーベイランスが提供可能な九州で数少ない病院の1つです。予防的治療の1つでもあるリスク低減卵巣・卵管切除については、いち早く院内の倫理委員会と協議し、実施を決めました。

　現在、この手術をすぐに受けることができる九州で唯一の病院です。

　このように、九州がんセンター遺伝相談外来は、最新のがん遺伝医療を必要とする患者さんに、クイックに提供することを基本方針に掲げ、九州地域をリードしてきました。さらに、九州各地の医療機関とネットワークを結び（九州家族性腫瘍ネットワーク、図2）、診療連携を行うことで、どこに居ても遺伝診療を受けられることを目標に活動しています。現在、当外来には、院内はもちろん、県内外さらには国外からも、多くの方々がおみえになっています。

https://www.ia-nkcc.jp/information/detail/562

Q22 リハビリテーションは必要？

Q がんの患者さんにリハビリテーションが必要？

A 治療の進歩により、がんと共存しながらも日常生活を送る方が年々増加しています。がんになっても、その人らしい生活を続けることがとても大切になっています。

そのためには、がんや治療による動きにくさや、食事の食べにくさなどの障害をできるだけ"回復"させるためのリハビリテーションが必要であるばかりでなく、障害をできるだけ"予防"するために、治療前からリハビリテーションを行っていくことも重要です（図1）。

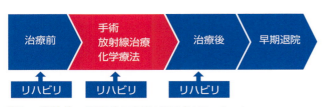

図1　予防的、回復的に行うリハビリテーション

Q がんの治療中は体へどんな影響があるの？

A がんは全身のさまざまな器官から生じる可能性があり、病気そのものだけではなく、治療によっても影響が出てくることがあります。

治療中には筋力や持久力が低下することが多く、治療後も数年間は低下した状態が続くことがあります。

がんそのものや治療による副作用（痛み、吐き気、下痢、だるさなど）で、睡眠不足や栄養障害になることもあります。そうなるとベッドで過ごすことが多くなり、筋力・体力が低下し、疲れやすくなってしまいます。

そしてベッドで過ごす時間が長くなり、いっそう全身機能が低下するという悪循環に陥ってしまいます。

リハビリテーションでは担当の医師や看護師とも相談して、このような悪循環にならないよう、患者さんごとの注意点にも十分配慮しながら状態に応じた訓練を行っていきます（図2）。

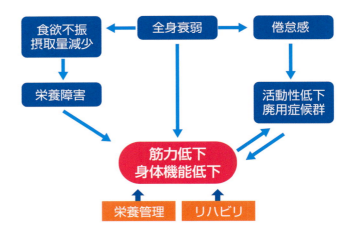

図2　リハビリテーションや栄養管理で悪循環をブロック

Q 治療後の生活に向けてのサポートは受けられるの？

A しっかりリハビリテーションを行っても、治療が終わって退院するときに何らかの障害が残ってしまって、今まで通りの生活が難しくなることもあります。例えば、1人暮らしなのに、買い物や料理などが難しくなるかもしれません。布団を使う生活なのに、布団から立ち上がることが大変になるかもしれません。飲食することや周囲の人とのコミュニケーションに障害が残るかもしれません。

病状や年齢、体調、生活環境などをふまえて、それぞれの患者さんに運動方法や、必要に応じてご家族の方へ介助方法や注意点などをお伝えしています。

しかし、これまでのような生活を送ることが難しい

場合は、医師・看護師だけでなくがん相談支援センターのスタッフも含めた多職種で相談し、利用できる制度やサービスの検討など、患者さんが自分らしく過ごしてもらえるようサポートしています。

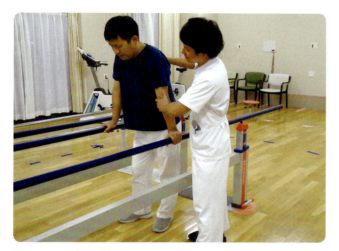

図3　リハビリの様子

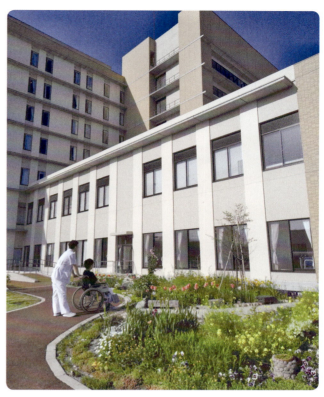

図4　ボランティア花壇

TOPICS 6

ストーマ外来

ストーマを造ると生活はどう変わるの？

　腸や膀胱の病気で今まで通りの排泄（はいせつ）が難しくなった場合、手術で人工肛門・人工膀胱を造ります。人工肛門・人工膀胱は「ストーマ」と呼ばれ、「人工」とつきますが、人工物ではなく、自分の腸を用いて自分のお腹（なか）に造ります。お腹から便や尿が出るようになるため、これを受けるための袋（パウチ）をお腹につけて生活をします。そして、便意や尿意がなくなるため、パウチに溜（た）まっているかどうかを定期的に観察します。

　自分のお腹に合ったパウチを選び、週に2回程度のパウチ交換を行います。それ以外は手術前と変わりない生活が送れます。お風呂も食事も基本的には制限はありません。ストーマを持ったまま、職場復帰や旅行・運動など趣味を続けている方は多くいらっしゃいます。

　ストーマ外来では、日常生活上の相談に加え、パウチがお腹に合っているか、皮膚の状態はどうかなどを、総合的に診ています。かゆみや痛みの原因追究、においや音の対策など、専門知識を持った看護師が対応し、できるだけ手術前と変わらない生活が送れるようアドバイスを行っています。

23 食事で気をつけることは？

Q がん治療の際、栄養面で大切なことは？がんにならない食品はあるの？

A 近年、がんはさまざまな治療法が大きく進歩したことにより、長くつきあう病気に変わってきました。しかし、副作用による食事への影響は少なくありません。十分な食事をとり、栄養状態を良好に保つことは治療中、治療後のより良い生活の質の向上につながります。

がん治療や予防で大切なことは、一つひとつの食品にこだわるのではなく、食生活や適正体重の維持など、健康習慣を見直すことです。食生活においては「バランスのとれた食生活を」「塩辛い食品は控えめに」「野菜や果物を不足しないように」「お酒はほどほどに」することです。

Q 体重を減らしたい（増やす）ときはどうするの？

A 適正体重を目指しましょう。BMI（Body Mass Index：肥満度を表す指数。値が高いほど肥満度が高いことを表しています）が、男性21－27、女性21－25で、がんのリスクが低いことが示されています。範囲になるように体重管理しましょう。BMIの計算は次の式を参考にしてください。

BMIを計算してみよう！

体重□Kg÷身長□m÷身長□m＝BMI値
例）身長165㎝　体重60kgの場合
　　60kg÷1.65m÷1.65m＝22.0

適正体重

＜肥満の場合＞

・規則正しい食生活を送る
・食事量を減らす（まずは糖質から）
・ゆっくり食べる
・適度な運動をする

＜やせの場合＞

・はっきりした味付けにする
・スープ、汁物などで食欲をわかせる
・間食を利用し回数を増やす
・たんぱく質を増やす
・栄養補助食品などを利用してみる

Q がん治療時の食事のポイントは？

A 食品中の栄養素とその量はそれぞれ異なります。主食、主菜、副菜を組み合わせ、バランスの良い献立にしましょう。

主食：ごはん、パンなど
　　　体の熱や力のもとになる（炭水化物）
主菜：魚、肉、卵、大豆製品など
　　　体をつくる（たんぱく質など）
副菜：野菜、果物など
　　　体の調子を整える（ビタミン、無機質など）

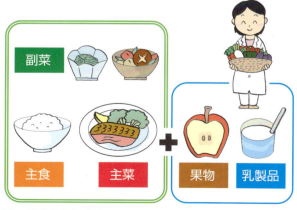

バランスのとれた食事

Q 食欲がないときはどうするの？

A 食欲がないとき（食欲不振）の原因は治療の副作用やストレスなど、さまざまです。原因があればそれを改善してみましょう。食事面は無理しないことがポイントです。

- ・食べたいものを食べたい時間に食べてみる
- ・量は少しずつ、品数を増やす
- ・口当たりのいいものを選ぶ
- ・栄養価の高いものを選ぶ（栄養補助食品など）

【栄養士・調理師の活動】

　栄養管理室では、患者さんにおいしく安全な食事が提供できるように取り組んでいます。食事についてご不明な点は遠慮なくご相談ください。

Q がんの治療と栄養って関係あるの？

A 手術を受ける患者さんで、手術前の栄養状態が悪い患者さんは、よい患者さんに比べて手術の合併症が起こりやすく、手術後の感染症にもかかりやすいことが分かっています。一方、太りすぎている方は、やはり手術の合併症が多くなります。そのためまず手術を受ける患者さんを、できるだけ手術前に適切な栄養状態に持っていく必要があります。

　また手術した臓器によっては、手術前とは同じように食べられなかったり、食べ方を工夫する必要があったりします。そういったときにも栄養サポートチームが手助けできます。

　化学療法を受ける場合、多くの方が副作用のため吐き気がしたり、味覚がおかしくなったり、食欲が落ちたりしてしまいます。これを我慢しすぎてしまうと体力が落ち、ひいては抵抗力が落ちて化学療法の効果が弱くなったり、極端な場合には治療を続けられなくなったりします。そうなってしまう前に適切な食事の工夫や病態にあった栄養補助食品、薬、口腔ケア、どうしても必要な場合には点滴を含めた対策が必要です。栄養管理はがん治療の大きな柱なのです。

【バランスのとれた食事の覚え方】

　「まごはやさしい」は、自宅でも簡単に食事バランスがとれる考え方です。生活習慣病や皮膚粘膜の抵抗力強化など、健康的な食生活のために覚えておくと良いでしょう。

積極的にとりたい食品	
ま	：まめ、豆腐
ご	：ごま
は（わ）	：わかめなど海草
や	：やさい
さ	：さかな
し	：しいたけ等きのこ
い	：いもなど根菜

積極的にとりたい食品

Q NSTって何？

A 栄養サポートチーム (Nutrition Support Team = NST) といいます。NST では適切に食事や栄養剤の管理を行うことで栄養不良の発生を予防し、状態の改善を図ることを目的として活動しています。

　がん治療は、食欲不振、嘔吐（おうと）、味覚や嗅覚（きゅうかく）の変化、食物の通過障害などの悪影響をもたらすことがあります。適切に食事や栄養剤の管理を行うことで栄養不良の発生を予防し、状態の改善を図ります。

　実際には患者さんごとに医師、栄養士をはじめとする多職種で、栄養状態、輸液、薬剤管理、嚥下（えんげ）（飲み込むこと）、口腔（こうくう）ケアなどの評価のほか、食事内容、薬剤、リハビリ、栄養指導など、さまざまな提案を行います。また毎週 NST 回診を行い、患者さんの栄養面からの支援を行っています。

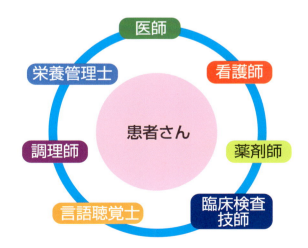

患者さんを中心とした NST の活動

がんになっても、いつもの生活を送るにはどうしたらいいの?

Q 緩和ケアって何? いつから始めるの?

A あなたは、昨日どのように過ごしましたか? 「いつもの何気ない生活」ができましたか? 食事、掃除洗濯、仕事……。あなたが、今まで歩んできた人生の中で築いてきた「いつもの生活」……。ところが、病気(がん)を患ったために、例えば、痛みなどの体の症状や、気持ちのつらさで「いつもの生活」に支障がでることがあります。「緩和ケア」は、その病気(がん)の影響の中でも、「いつもの生活」を送ることができるよう応援する取り組みです。

かつて、「緩和ケア」は、終末期に提供されるケアだけと捉えられた時期がありました。しかし、病気による苦痛・つらさは終末期だけではなく、がんと診断されたときからでもみられます。

私たち医療従事者は、「いつもの生活」を送ることができるよう応援すべく、がんと診断されたときから「緩和ケア」を提供しています。痛みなどの体の症状で困っておられませんか? 気持ちのつらさで困っておられませんか? 困っていることを私たちに伝えてください。伝えることから緩和ケアが始まります。

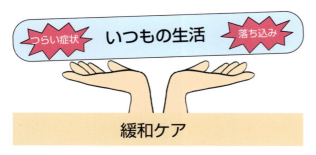

緩和ケアとは
病気に伴って起こるさまざまなつらさを和らげ、
「いつもの生活」を可能な限り送ることができるよう
病気と上手につきあっていくためのケア

Q 緩和ケアチームの役割は?

A 各地のがん診療連携拠点病院には、緩和ケアチームという多職種(身体症状、精神症状の緩和を専門とする医師、看護師、薬剤師、心理士、ソーシャルワーカーなど)による専門チームが、担当の医師たち医療スタッフと協力してかかわることによって、緩和ケアを提供しています。痛みなどのつらい身体症状や、不安・落ち込みなどの精神的な苦痛を和らげ、患者さんとご家族が、自分らしい生活を送れるようにサポートするための専門チームです。気軽にご相談ください。

当院の緩和ケアチームにかかわる診療科を紹介します。

緩和治療科:疼痛(とうつう)(痛み)、悪心(おしん)(吐き気)・嘔吐(おうと)、呼吸困難などの身体症状緩和に対して、担当の医師や看護師など多職種の医療従事者と連携しながらサポートを行います。

サイコオンコロジー科:がんによるさまざまなストレスにより生ずる患者さんやご家族の精神的反応(心の痛み)に、的確に対応して心の支えとなり、生活の質、生き方の質を高め、がんと自分らしく上手に取り組めるように援助します。

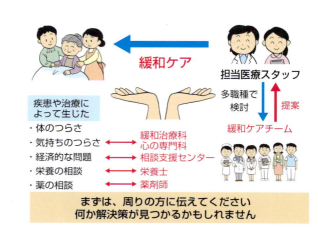

Q 25 緩和的処置って どんなことをするの？

Q 緩和治療で大切なことは何？

A がん緩和治療を継続していく上で、生活の質を向上することが重要になってきますが、その生活の質を脅かす1つに、がん病変そのものによるさまざまな身体的苦痛が挙げられます。身体的苦痛は、精神的苦痛や社会的苦痛などとともに、患者さんに寄り添いながら治療を継続していく必要があります。つまり、患者さんやその家族の体や心などのさまざまな苦痛を和らげ、より豊かな人生を送ることができるように支えていくケアを行うことが、緩和治療となるのです。

Q 緩和的処置としての外科手術とは？

A 外科手術の多くは、苦痛や侵襲（体にダメージを与えること）を伴うことが多く、それに見合う利点がある場合に実施されます。がんに対する外科手術も例外ではありませんが、さまざまな要因で外科的切除が困難ながん病変が存在する場合でも、外科手術を行うことがあります。

例えば、食物摂取・消化・排泄に関係する消化管領域に存在する、切除が困難ながん病変に伴う身体的苦痛症状に対しても、緩和的処置として外科手術を行う場合もあります。食事ができないことは、患者さんの生活の質を低下させる、大きな問題の1つといえます。

がんにより胃や腸が閉塞したことで、嘔吐やお腹の痛みなどの症状が現れてくれば、生活を送る上で大切な食事摂取ができない状況に陥ってしまいます。

また、抗がん剤治療を行っている場合などは、食事摂取ができない状況では、抗がん剤治療継続が困難になることがあります。このような身体的苦痛を伴う症状に対して、薬などによる効果が期待できない場合、外科手術の適応を検討します。外科手術に耐えることができ、身体的症状が改善する可能性があれば、バイパス手術や人工肛門造設術などを行います。

今までの生活を取り戻すことや、継続していた治療を再開することを目的として、外科手術も選択肢となりえるのです。患者さんと医師で最善の治療を選択するなかで、手術によって生活の質が向上する可能性があれば、緩和的な処置としての外科手術を検討する価値は十分あると考えます。

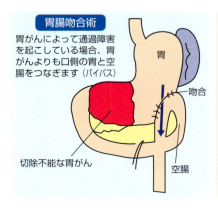

消化管閉塞に対するバイパス手術

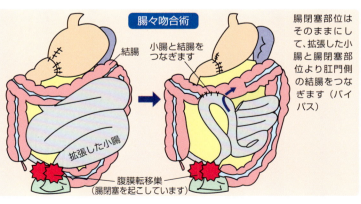

（日本胃癌学会「胃がん治療ガイドラインの解説一般用2004年12月改訂」を改変）

Q

#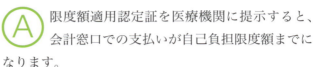

Q 26 がん治療の医療費について教えて？

 Q 医療費に不安がある場合は？

A がん治療では医療費が高額になることがあり、支払いは患者さん・家族にとって大きな問題の1つです。安心して治療を受け続けるために利用できる制度がありますので、不明な点や気がかりなことがあるときは、早めに「がん相談支援センター」に相談をしましょう。あなたが利用できる制度について相談員が一緒に考え、不安を軽くするためのお手伝いをします。

 Q 高額療養費制度って何？

A 患者さんが利用できる制度の1つに高額療養費制度があります。医療費の自己負担額が高額になった場合、申請により一定の限度額を超えた分の払い戻しを受けることができる制度です。

なお、自己負担限度額は年齢や収入によって異なります。

高額療養費の4大基本原則

①1日～末日（暦月）ごとに考えます。
②病院ごとに考えます。
③診療科ごとに考えます。
④入院、外来ごとに考えます。

※同一世帯で、同一月に複数の窓口負担（21,000円以上）がある場合は合算の対象になります。
※70歳以上の方は、病院・診療科・薬局の区別なく合算ができます。

◆申請に必要なもの◆

健康保険証、医療機関の領収証、印鑑、振込先の口座番号

◆問い合わせ先◆

ご加入の健康保険窓口

 Q 限度額適用認定証——70歳未満の方！手続きはお済みですか？（70歳以上の方は非課税世帯の方）

A 限度額適用認定証を医療機関に提示すると、会計窓口での支払いが自己負担限度額までになります。

※認定証の申請をした月初めから有効です。

○認定証で対象となるのは保険適用分の医療費のみであり、食事代や差額ベッド代、保険診療対象外の費用は対象外となります。

○認定証を提示しない場合は、会計窓口でお支払後に高額療養費制度の払い戻し手続きを行えば医療費（自己負担限度額を超えた額）が返還されます。

◆問い合わせ先◆

ご加入の健康保険窓口

◆他にも次のような制度があります。
- 傷病手当金　・障害年金
- 確定申告による医療費などの控除
- ひとり親家庭など医療費助成制度
- 生活保護制度　・重度障がい者医療費助成制度
- 石綿救済制度（労災保険、石綿健康被害救済制度による救済給付）
- 肝炎治療医療費助成
- 小児慢性特定疾病の医療費助成制度　など

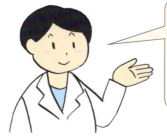

病院にかかったら、ご自身が利用できる制度を早めに確認しましょう！お困りの時や、不明な点があれば医療ソーシャルワーカーにご相談ください。

Q 27 がんになっても仕事は続けられる？

Q がんになっても仕事は続けられるの？

A 「がん」と聞いたら「治療に専念しなくては」と思っていませんか？　がんは早期で発見できれば9割が、進行がんを含めても6割の方が治る時代となってきました。がんの治療を行いながら、仕事を続けることができるのです。ここで皆さんにお伝えしたいことは、「がんになってもすぐに仕事を辞めないで」ということです。

抗がん剤の治療などをした場合、がんの治療は長く続きます。しかし、ずっと入院しているわけではなく、治療と治療の間は退院して、普通に生活することができます。外来での治療も増えてきました。退職はいつでもできますが、一度仕事を辞めてしまったら、再就職することは難しくなります。自分一人で判断せずに、今の仕事を続けることができるか、周りの人に相談してみましょう。

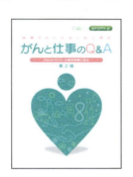

『がんと仕事のQ&A』（国立がん研究センター「がん情報サービス」より出典）

Q 仕事を続けるために自分がすべきことは？

A ご自身の病状や治療スケジュール、副作用などを理解し、自分ができることや配慮してほしいことを、職場に明確に伝えることができるようにしましょう。

就業規則をしっかり読んで、ご自身の職場でどのような制度があるのか把握しましょう。

Q 職場に相談することは？

A 上司、人事部、産業医などに、仕事の内容や休みのこと、制度のことなどを相談しましょう。同僚に自分ががんであることを伝えている場合は、手伝ってほしいこと、自分でできることなどを話しておくと、周りの人も気を使い過ぎずに接することができます。

Q 治療を行う医療機関に相談することは？

A 治療スケジュールを患者さんの仕事に合わせて考えられる場合もあります。副作用の対処の仕方なども一緒に考えますので、外来や化学療法室の看護師に相談しましょう。

どのような働き方ができるのかを、医療機関から職場にお伝えすることもできます。

医師には、仕事の具体的な内容を伝え、仕事を続ける上で不安なことなどを相談しましょう。診断書などに記載してほしい内容もきちんと伝えましょう。

Q 就職を希望する場合の相談窓口は？

A **公共職業安定所（ハローワーク）**
がん診療連携拠点病院とハローワークが連携して、がん患者さんの就職支援を行っています。拠点病院のがん相談支援センターにお問い合わせください。
そのほかの相談窓口
＊がん診療連携拠点病院のがん相談支援センター
＊産業保健総合支援センター
＊社会保険労務士

Q 28 がん治療は育児との両立はできるの？

Q がん治療中の育児はどうすればいいの？

A がんの治療を行うだけでも大変です。そこに育児が加わると、どうしていいか分からない状況に陥るかもしれません。全てを完璧にこなす必要はありません。気持ちを楽に持ち、周りの人に上手に甘えることや、相談できる窓口を確保しておくことが大事になってきます。

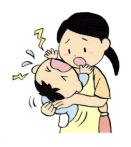

Q 身近なサポーターを探すにはどうしたらいいの？

A 家族に体や気持ちのつらさを伝えましょう。自分で抱え込まずに、自分の状況を伝えることが大事です。そして一緒に考えてもらいましょう。

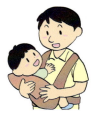

＊ご主人（奥さん）に手伝ってもらえることは何ですか？
＊ご両親・兄弟・ご親戚の方の協力は得られませんか？
＊お友達はつらいときに助けてくれませんか？ ママ友は？
＊ご近所さんはいかがでしょう？

　自分の周りを見回して、助けてもらえる人にはお願いしましょう。身近にいる話しやすい人・安心できる人・親身になってくれる人など味方づくりを行いましょう。

Q 活用できるサービスにはどんなものがあるの？

A 以下のようなサポート・支援が受けられる制度や施設があります。

＊ヘルパーさんなどを利用することもできます（有料）。
＊自治体が運営する保育サービス「一時預かり」や保育ママ制度もあります。
＊行政の「子育て支援課」や子供総合相談センターなどに相談することもできます。
＊ファミリーサポートセンターもあります。
＊病院の看護師やがん診療連携拠点病院のがん相談支援センターにもご相談ください。

Q がんと言われた時、子どもを悲しませないためにどうしたらいいの？

A 子育て世代の患者さんが、がんの告知を受けた際、「真っ先に子どものことが頭をよぎった」と言う方は多いです。ただ、自分自身の気持ちの整理がつくまでは、子どもに病気の話をする余裕はないでしょう。幼いから、受験生だから——と子どもを想うが故に、いろいろなことを隠したくなるかもしれません。

　しかし、子どもは何食わぬ顔をしていても、親の言動を見て何かを感じ、その子どもなりに親の病気のことを知りたいと思っています。医師からの話をすべて伝える必要はありませんが、今起きていることと、今後の見通しを伝えましょう。子どもの年齢に合わせて、少しずつ理解できるように話をすることで、子どもはより安心・安定します。そして、いつでも子どもと話をしたいと思っていることを言葉にしておきましょう。

　当院では、サイコオンコロジー科／緩和ケアチームの臨床心理士が協力して、子育て世代の患者さんや子どもへのサポートを提供しています。子どものことも患者さんの大切な生活の一部です。1人で悩まず、いつでも医療スタッフにご相談ください。

Q 29 AYA世代のがん患者さんは どんなサポートが受けられる？

Q AYA世代とは？

A　AYAとはadolescents（思春期）and young adults（若年成人）の略で、子どもから大人への移行期、一般的には15歳から29歳の世代のことをいいます。この世代でがんになる人は少ないのですが、がんの種類は、子どもによくあるがんから大人のがんまでさまざまです。

またこの世代は、小児科を受診することもあれば成人の診療科（内科、整形外科、脳外科など）を受診することもあり、受診した科によって受ける治療が違うことがあります。これらのことから、この世代のがんについてはまとまった研究が難しく、治療成績は不良でした。

0歳	14歳	30歳	40歳～
小児		AYA世代	成人

Q AYA世代のがん診療・支援体制 はどうなってるの？

A　最近では、AYA世代のがん患者さんに対する社会的な関心が高まっており、その診療体制、支援体制に関する研究が多くされるようになり、それに対する国の支援も始まりました。

この世代ががんになると、治療のほかに進学や就職、結婚などを含めた社会生活にもいろいろな問題が起こります。例えば、治療のために授業日数が足りず進級できないとか、就職できない、医療保険に加入できない、公的医療費の補助を受ける機会が少ないなどです。精神的に不安定な時期でもあり、がんになったことで友人、恋人、家族との関係が難しくなることもあります。これらの問題に対しては、社会の理解と支援が必要です。

当院では、各診療科・各部門のメディカルスタッフが連携して、それぞれの患者さんの治療だけでなく心理的・社会的な支援も、より良いサポートができるようにしています。

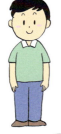
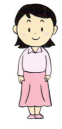

AYA世代（思春期・若年成人）の がん患者さんの悩み

手術 / 抗がん剤 / 放射線… 治療どうしよう

公的医療費 / 医療保険… どうしよう

家族 / 友人…どうしよう

進学 / 就職 / 結婚…どうしよう

第5章

5

第　章

最新・最良の
医療を
目指して

消化管のがん
——早期発見で負担の少ない治療を

早期の食道がん・胃がん・大腸がんは内視鏡で切除できる

　すべての「がん」は、早期に発見することにより、負担の少ない治療方法で治る可能性が高まります。食道がん、胃がん、大腸がんに対する治療は、内視鏡的切除や外科的切除、また、抗がん剤（抗がん剤＋放射線）による治療が行われます。

　内視鏡的切除とは、通常、検査に用いている胃カメラや大腸カメラを使って、早い段階で発見されたがんを切除することです。利点は、治療のための入院期間は1週間程度と短く、治療後も多くの人が普段通りの生活ができることです。

＊内視鏡的治療の詳細は、第3章「内視鏡を用いた治療について教えて？」（66ページ）に書かれていますので、ご参照ください。

危険因子を意識してがん検診を

　がんに由来する、腹痛や血便などの症状が出現した段階で病院を受診されると、進行した状態でしか、がんが発見されないことが少なくありません。早い段階でがんを見つけるためには、症状が出現する前の段階で定期的な検診を受けること、消化管のがんになりやすい危険因子がある場合には、積極的に病院を受診することが大切です。

●消化管のがんの危険因子

食道がん：喫煙、飲酒、口腔内のがんの既往
　　　　　（こうくうない）

胃がん　：ヘリコバクターピロリ菌の感染

大腸がん：大腸ポリープや、がんの既往、血縁者に
　　　　　（きおう）
　　　　　大腸がんの人がいる方

検診やドックは早期発見に有用

　胃がんの検診は胃透視（バリウム）や胃カメラ、大腸がんの検診は便潜血検査や大腸カメラで行われます。検診ですべてのがんが発見できるわけではありませんが、症状のない段階でがんを発見するためには、有用です。
（とうし）（べんせんけつ）

　バリウムの検査や便潜血検査で、精密検査が必要（要精密検査）と判定された場合でも、必ずしも「がん」があるというわけではありませんが、必ず、病院を受診してください。

　胃透視では、食道の検診を行っていない場合もあり、また、早期の食道がんをバリウムの検診で見つけるのは、極めて困難ですので、心配であれば必ず、病院の受診をしてください。

精度の高い消化管の検査のために

　「敵を知り、己を知れば、百戦危うからず」、孫子の言葉ですが、がんの治療も同じです。より「良い治療」を行うためには、病気の状態をできるだけ正確に「知る」必要があります。そのために、大変申し訳なくは思いますが、カメラやバリウムの検査などの「苦痛のある検査」を受けていただいています。

　少しでも苦痛を減らし、精度の高い検査ができるように医療機器の進歩のほか、医師や看護師も日々努力をしています。しかし、私たち医療スタッフの努力だけでは、精度の高い検査を行うことはできません。

　検査を受ける方のご協力が必要になります。

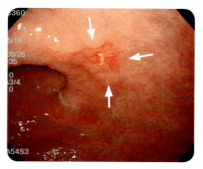

内視鏡でみた早期胃がん

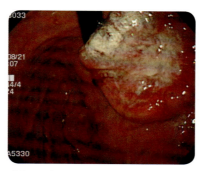

進行胃がん

検査のときの苦痛には以下のようなものがあります。

○すべての検査

検査前には食事ができない

：胃や大腸を「から」にして、がんを発見できるようにします。

検査の時、空気でお腹がふくれる

：胃や大腸を空気でふくらますことによって、がんやポリープを発見できるようにします。

○大腸の検査

たくさんの下剤を飲む、何度も排便する

：大腸をきれいにすることで、大腸カメラを入れるときの痛みなどの苦痛を減らし、ポリープやがんなどを発見できるようにします。

○胃カメラ

のどを通るときにきつい

：細いカメラもありますが、普通の太さのカメラの方が画像はきれいです。

○バリウムの検査

仰向け、横向き、腹這いなど体の向きをいろいろと変えていただく必要がある

：胃や大腸の壁にバリウムをしっかりと付着させて、がんがはっきりと見えるようにします。

胃カメラや大腸カメラの検査時の苦痛軽減のためには、鎮静剤といわれる「不安を和らげる」薬を使うこともあります。

検査は最良の治療につながる

食道がんや胃がん、大腸がんなどで、当院を紹介され受診された方は、①食道・胃のカメラ、②大腸のカメラ、③食道、胃、あるいは大腸のバリウムの検査、

④CT 検査など、また、必要に応じて、⑤腹部超音波検査、⑥PET 検査など、いずれも食事抜きで受診していただく必要のある検査を受けていただくことになります。また、血液検査、尿検査、心電図検査、心臓超音波検査、肺機能検査、胸部レントゲン検査など多数の検査を受けていただくことになります。そして、これらの検査は通常、可能な限り、短期間で行っていきます。

それぞれの検査は、最良の治療を行うために、皆さんの現状をより正確に把握することを目的としています。また、可能な限り短期間に、多数の検査を受けていただくのは、受診された皆さんに、少しでも早く治療を開始することを目的としています。

がんと診断された方へ

「がん」であると告げられたことで、不安を感じ、とてもつらい状態になると思います。そして、治療を目的として、見ず知らずの病院に紹介され受診することは、今までに経験のないことの連続であり、冷静に対処することは難しいと思います。そのような精神的に不安定な状態である時に、数々の検査を受けなければならないこと、また、食事を抜いて受診しなければならない日々が続くことは、「からだ」にとって負担となり、そのことがさらに「こころ」に悪影響を及ぼし、悲観的になったり、悪いことばかりを考えるようになったりします。

消化管のがんの診療に関して、「苦痛な検査」が必要な理由をここに示しました。

本来であれば、日々の医療現場において、これらのことをすべての患者さんにお伝えした方が良いのですが、十分な時間が取れず、なかなか説明できていないのが現状です。このため、この誌面を用いて、解説をさせていただきました。

検査が苦痛である理由、苦痛な検査を受けなければならない理由を知り、理解することで、皆さんが自分の病気（がん）に臨む際の一助となれば幸いです。

胃がんの治療

胃がんの根治手術

　日本では胃がんは減っていると思われるかもしれませんが、実際の患者数は人口の高齢化の影響で増加しています。今でも胃がんは、日本人のかかることの多いがんの1つです。治療の指針として「胃癌治療ガイドライン」が使用され、胃がん全体の治療成績は70％で、世界的に見ると日本はトップレベルですが、まだまだ十分ではないと考えています。

　胃がんを治すのに、最も広く行われているのは手術です。内視鏡治療の対象とならなかった早期がんから、遠隔転移のない局所進行がんまで（Stage Ⅰ〜Ⅲ）、多くの患者さんに根治（完全に治ること）を目指した手術を行っています。近年、腹腔鏡下胃がん手術のエビデンス（その治療法が、効果があることを示す証拠や検証結果・臨床結果）が示されつつあり、当院でも開腹手術だけでなく積極的に腹腔鏡手術も行っています。より安全な手術を目指して、患者さん一人ひとりに術前シミュレーション（仮想手術、図1）を行い、

手術に臨んでいます。腹腔鏡手術は傷の小ささと手術の精密さという点で、患者さんにやさしい手術と考えています。

　手術により胃を失うと、術後は食事量や体重が減ったり、ダンピング症状（胃切除後に食物が小腸内に急速に流入するために起こる不快な症状）が出現したりと、術後の新しい体への適応に時間を要します。当院では胃の機能温存を目的に、早期胃がんには縮小手術も選択肢としています。また、術後は栄養士からの栄養指導を行い、担当の医師とともに退院後までサポートしています。

胃がんの集学的治療の中の手術療法

　胃がん治療の3本柱には外科手術のほか、内視鏡治療、化学療法があります。これらの治療は単独、あるいは必要に応じて外科手術と組み合わせて（集学的治療）行います（図2）。早期がんに対して内視鏡治療を行った結果、リンパ節転移のリスクやがんの残存が疑われる場合は、追加治療として手術（追加外科切除）

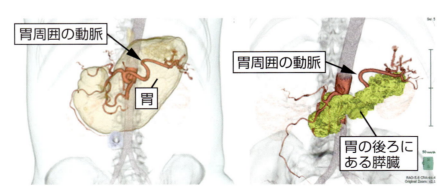

図1　腹腔鏡手術前のシミュレーション
　　　腹腔鏡を用いた胃がん手術の際に関係する血管や臓器の位置や形態をCT検査を
　　　利用して3D画像とし、術前に手術をシミュレーションすることができる

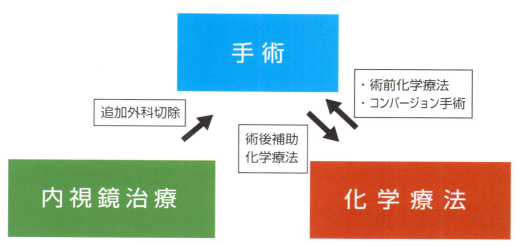

図2　外科手術と組み合わせた胃がん治療

を行います。また手術の結果、再発リスクが高いと判断した場合は、抗がん剤治療（術後補助療法）を行い再発の予防を目指します。

　しかし、胃がん患者さんの中には1割程度、前述のガイドラインに当てはまらない方がいます。遠隔転移はないけれど周囲の臓器にがんが広がっている場合、手術に先立って抗がん剤治療（術前化学療法）を検討することがあります。Stage IVと診断された場合も、抗がん剤治療の効果が得られた場合は、根治を目指して手術(コンバージョン手術)を行えることがあります。

　胃がんの治療の中で最も困難な病状の1つが腹膜播種（がん細胞が腹膜に広範囲にわたり転移した状態）です。腹膜播種に対する有望な治療の1つが、全身化学療法を併用した腹腔内への抗がん剤投与であり、当院では臨床試験としてこの治療を行っています(図3)。

　胃がんの治療は進歩していますが、まだ分からない部分や解決していない部分も多くあります。病状を評価してもらった上で、医師とよく相談して治療法を決めてください。

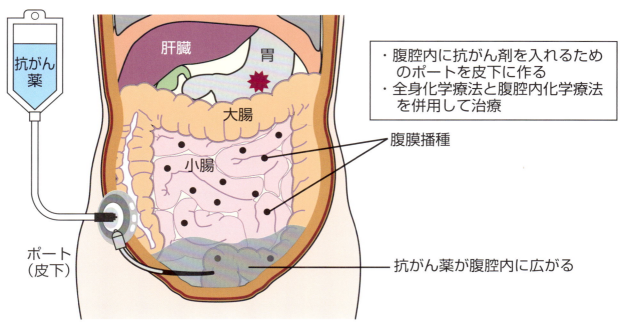

図3　胃がん腹膜播種の治療（臨床試験）

安全な食道がん手術を目指し、チーム医療を実践

食道がんの標準的手術

食道がんの標準的な手術は、頸部・胸部・腹部の操作を必要とします。また、食道がんは比較的早い段階からリンパ節転移をきたしやすいという特徴があり、領域リンパ節を包括的に切除することが重要です。このため食道がん手術は、がんの手術のなかでも最も体の負担が大きなものの1つです。2011～2013年の全国統計では、手術関連死亡率が3.03％という数字でした。

各専門チームで周術期管理に取り組む

当院では、食道がんの手術を安全に行うためにチーム医療を実践しています。患者さんに、安全で質の高い手術医療を受けていただくためには、手術執刀医の技量が重要であることは言うまでもありませんが、同じくらい重要なのが周術期管理です。周術期とは、入

院から手術をはさんで手術後の回復までの一連の期間を指します。複数の職種が連携しながら、それぞれの専門分野で主体的に周術期管理にかかわることにより、安全な手術医療を目指します。初診時から手術に向けて準備を始め、手術後は順調な回復に向けてチームとして取り組みます。

診療部（外科、麻酔科、循環器科、歯科）は、手術の責任を負うとともに、全身機能の確認を行います。

看護部は、初診時から患者さんの身体の状態を確認し、問題点を拾い上げます。患者さんの不安の緩和も重要な任務です。入院中は、体や精神の状態を途切れなく観察する最も身近な存在です。

薬剤部は周術期の薬剤管理や指導を行います。リハビリ部や栄養部は、問題のある患者さんには手術前から体力や栄養の改善を図り、手術後もサポートを続けます。さらに、患者さんによっては、栄養管理チームや高齢者対策チームなどが介入します。

このように、周術期管理はチーム医療の効果が最も発揮される分野だと思います。これからもそれぞれの職種の診療の質を向上させて、チームとしてさらに安全な食道がん治療を目指していきたいと考えています。

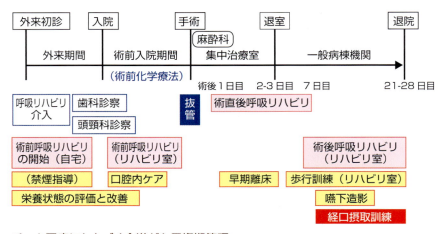

チーム医療にもとづく食道がん周術期管理

大腸がんの治療

進行度に応じた大腸がんの治療

　大腸がんの治療法には、内視鏡治療、手術治療、抗がん剤治療、放射線治療があります。大腸がんと診断されると、まず進行度（ステージ）を判定します。ステージ0は最も早期、ステージIVは最も進行した状態です。がんのステージに応じて、治療法を検討します。

　例えば、ステージ0であれば内視鏡治療を検討、ステージI〜IIIであればリンパ節を含めて大腸がんを切除する手術治療を検討します。さらにがんが進行して肝臓や肺など大腸以外の臓器への転移が認められるステージIVでは抗がん剤治療が検討されます（場合によっては、手術治療も検討します）。

腹腔鏡手術は 精度の高い手術を可能にする

　大腸がんに対する治療は、手術療法を中心としたさまざまな治療法を組み合わせて行っていきます。近年、大腸がんの手術治療は、従来の腹部を大きく切開する開腹手術から、小さな傷で行う腹腔鏡手術に変わりつつあります。
ふくくうきょう

　この腹腔鏡手術は、体にやさしい手術であるといわれますが、それ以上に、開腹手術よりお腹の中の組織や臓器の細部まで詳細に観察することが可能で、より細やかな手術が行えます。この利点は、手術出血量の減少、がんに対する手術治療効果の向上、機能温存（例えば肛門温存など）の向上などにつながっています。
なか

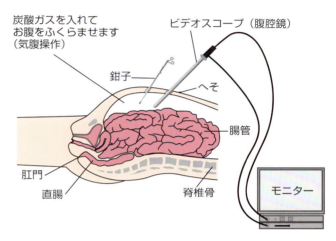

直腸がんに対する腹腔鏡手術
（側面からみたイメージ）

QOLを重視した 直腸がんの機能温存手術

　大腸がんのうち、直腸がんは肛門に近く、狭い骨盤の中に存在し、リンパ節転移の広がり方や周りの臓器（膀胱・前立腺や子宮など）へ広がりやすい性質を持っています。このため直腸がんの手術は、大腸がんの中でもより専門的な知識と技術が必要とされます。肛門機能・排尿機能・男性性機能に影響を及ぼすことが多く、永久的な人工肛門造設が必要となる場合もあります。
ぼうこう
はいにょう

　したがって、直腸がんに対しては、肛門を温存する手術（永久的人工肛門造設をしないで済む）や排尿機能や男性性機能を損なわない手術が望まれます。がんをしっかりと治療する一方で、肛門機能温存などの患者さんのQOL（生活の質）を重視した手術が重要となります。

消化器がん ——薬物療法の進歩

胃がんの多剤併用療法

　進行再発胃がんに対する抗がん剤治療は、無治療に比較して生存期間の延長が示されており、全身状態の良い患者さんに第一にお勧めする治療です。HER2（ハーツー）陰性タイプの胃がんには S-1（ティーエスワン®）あるいはカペシタビン（ゼローダ®）とシスプラチンあるいはオキサリプラチンの2剤併用療法、HER2 陽性タイプには、さらにトラスツズマブ（ハーセプチン®）を加える3剤併用療法が最も効果が高いとされています。

　1次治療で効果のみられなくなった方には2次治療を検討します。タキサン系薬剤（パクリタキセル、ドセタキセル）やイリノテカンを投与します。全身状態の良い方にはパクリタキセルにラムシルマブ（サイラムザ®）を併用します。

　進行再発胃がんはがんの進行により、腹水の貯留、腸閉塞、痛み、肝機能障害（黄疸）、経口摂取不良などの症状を伴うことも多く、消化管外科、消化器肝胆膵内科、緩和ケアチームとも連携をとり症状の緩和を図ります。

大腸がんは抗がん剤と分子標的治療薬を組み合わせて

　進行再発大腸がんに対する抗がん剤治療は、無治療に比較して生存期間の延長が示されており、全身状態の良好な患者さんに第一にお勧めする治療法です。

　1次治療としては FOLFOX 療法、FOLFIRI 療法、CapeOX（XELOX）療法という 5-FU（またはカペシタビン）、オキサリプラチン、イリノテカンなどの抗がん剤を併用した治療法に、ベバシズマブ（アバスチン®）、セツキシマブ（アービタックス®）、パニツムマブ（ベクティビックス®）という分子標的治療薬を組み合わせて治療します。セツキシマブやパニツムマブは、あらかじめ RAS 遺伝子を調べ、効果の期待で

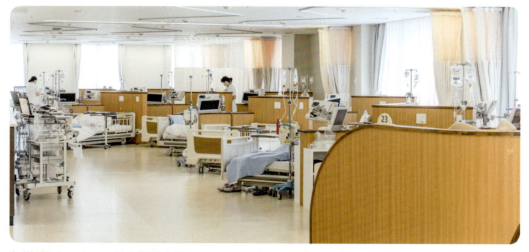

九州がんセンターの外来化学療法センター。一度に 26 名の治療が行えます。1日に約 50 名の外来患者さんの治療を行っています

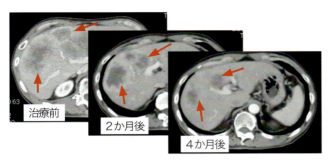

FOLFOX＋パニツムマブ療法による大腸がん（肝転移）の著明な縮小

きる患者さんにだけ使用します。

　2次治療、3次治療においては前記の薬剤の組み合わせを変えて治療します。5-FU、オキサリプラチン、イリノテカンの3剤をきちんと使い切った患者さんほど、予後が良いとされます。近年4次、5次治療としてレゴラフェニブ（スチバーガ®）、TAS-102（ロンサーフ®）という抗がん剤が発売されています。延命効果が証明され推奨される治療法ですが、重篤な副作用のリスクもあり、適切な使用を心がけています。

　大腸がんは、抗がん剤治療によりがんが縮小して切除が行えた場合、治癒も期待できる疾患です。消化管外科、肝胆膵外科と連携して、抗がん剤治療後の手術の可能性についてカンファレンスで定期的に検討しています。

原発不明がんとは？

　原発不明がんとは、十分な検索（病歴、診察、血液検査、組織検査）にもかかわらず、原発巣を特定することが困難な悪性腫瘍であり、多種多様ながんを含んでいます。頻度は成人の全悪性腫瘍患者の3〜5％といわれます。原発不明がんの診断では、特定の治療に反応するサブグループを見逃さず、不要な検査を繰り返さないことが重要です。

　特定のサブグループ以外の腫瘍に対しては、プラチナ製剤とタキサン系薬剤の併用、ゲムシタビンとプラチナ製剤の併用などの効果が示されています。また近年、病理学的な検査（免疫染色）が原発巣推定に役立つことがあり、臨床像と併せて治療方針の決定を行います。

希少がんへの取り組み

　希少がんは、いわゆる五大がん（胃がん、大腸がん、肺がん、乳がん、肝臓がん）など患者数が多い腫瘍と異なり、患者数が少なく標準的な治療指針が定まっていない腫瘍です。一般の病院では、診療経験の乏しい希少がんの診療が躊躇される場合があります。

　当院ではがん専門病院のメリットを生かし、複数の診療科が連携して肉腫、神経内分泌腫瘍、小腸がん、中皮腫、悪性黒色腫（皮膚原発以外）をはじめとした希少がんの治療に積極的に取り組んでいます。近年、希少がんにも効果のある、新しい抗がん剤が相次いで開発されています。

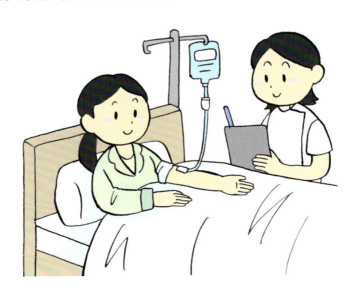

肺がんの外科治療

肺がんの分類

　肺がんは、顕微鏡の所見から小細胞肺がんと非小細胞肺がんに分類され、国内ではそれぞれ約20％と80％を占め、この分類により基本的な治療法が異なります。

小細胞肺がんの治療

　小細胞肺がんについては、胸腔内（きょうくうない）にとどまる病状の患者さんには抗がん剤と放射線による療法（化学放射線同時併用療法）が標準治療とされ、遠隔転移を伴う患者さんには化学療法が用いられます。この病気については後述します（第5章「肺がんの化学療法」102ページ参照）。

非小細胞肺がんの治療

　非小細胞肺がんについては、その進行度によりⅠ～Ⅳ期に分類され、これによって基本的な治療方法が決まります。
　Ⅰ期とは、肺がんができた場所（原発巣（げんぱつそう））のみにとどまる状態、Ⅱ期は肺がんが原発巣を離れて肺の根元のリンパ節（肺門リンパ節）に転移がある患者さんで、このため手術による原発巣とリンパ節の摘出による治療が基本とされます。Ⅲ期はⅢA期とⅢB期に分類されます。
　ⅢA期はリンパ節転移が原発巣のある肺の根元（肺

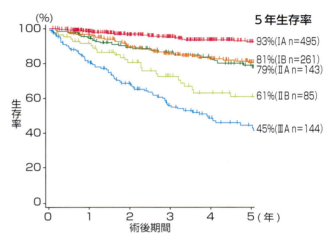

5年生存率
93%（ⅠA n=495）
81%（ⅠB n=261）
79%（ⅡA n=143）
61%（ⅡB n=85）
45%（ⅢA n=144）

手術症例の病理病期別予後曲線（第7版）

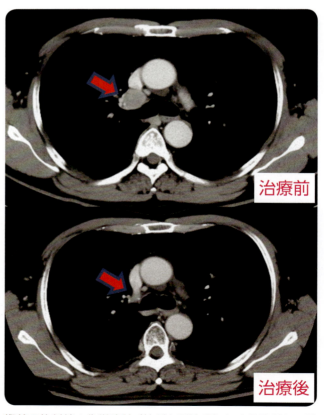

治療前

治療後

術前の放射線＋化学療法（抗がん剤治療）による肺がんの肺門部リンパ節転移の縮小。→その後、手術で完全に取り除いた症例

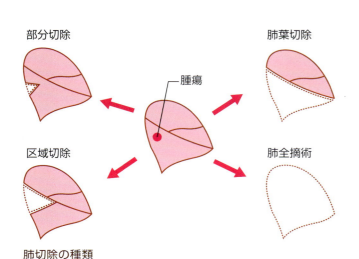

肺切除の種類

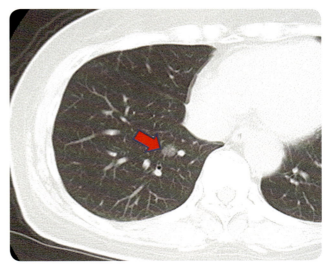

早期肺がんが疑われるスリガラス状陰影主体の腫瘍

門）を超えて胸の内側（縦隔）へ進んだ状況で、ⅢB期は肺がんが心臓やその周囲の大血管や脊椎など手術では根治的な切除が困難な重要臓器に浸潤（がんが周りに広がっていくこと）している状況を意味します。

　一般にこうしたⅢ期については、抗がん剤と放射線の同時併用療法（化学放射線同時併用療法）が標準治療とされますが、ⅢA期の患者さんには治癒を目指して、手術による切除が追加される場合があります。

　根治的な手術は、現時点では肺葉切除以上の肺切除および縦隔リンパ節郭清とされています。近年、CTの技術の進歩と普及により、原発巣のCTでの画像所見を考慮して原発巣の中にCTでの「スリガラス状陰影」が占める割合が大きい場合には、肺葉切除よりも小さい範囲の切除で肺機能も温存しながら根治的切除を目指す区域切除が広まりつつありますが、この是非については現在進行中の臨床試験の結果を待つ必要があります。また、ご高齢の方や肺機能の低い方などでは、部分切除・区域切除などの縮小手術を選択するこ

ともあります。

　最近ではⅠ～Ⅱ期の手術に際しては、より小さな創で手術を行うことで術後の疼痛の軽減と活動性や創の整容性の維持を目的に、胸腔鏡と呼ばれるビデオスコープを用いた胸腔鏡補助下手術が一般的になっています。

　また、画像診断の技術の発達にともない、術前の画像評価もより緻密なものになり、的確な手術の適応の決定と安全な手術手技（血管処理）が術前にシミュレーションできるようになってきました。手術時点では臨床病期Ⅰ～Ⅱ期であっても、手術後の病理検査でⅠB～ⅢA期と判明した場合は、一定期間の抗がん剤治療（術後補助化学療法）が標準治療とされています。

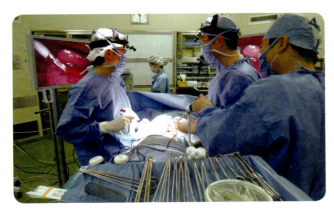

胸腔鏡下手術

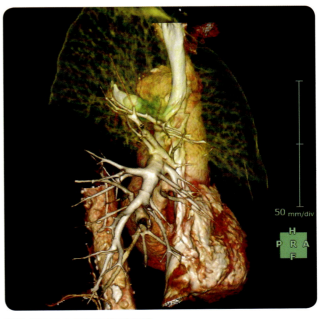

3D-CTによる肺血管系の図

肺がんの化学療法

小細胞肺がんと非小細胞肺がんの治療法

　小細胞肺がんは進行や転移が早いため、診断後ただちに治療を開始する必要があります。一方で、ほかの組織型と比べると抗がん剤が非常によく効くという一面を持っています。そのため、治療は抗がん剤による化学療法となり、限局型（左右どちらかの胸腔内にのみ病変がある場合）には、化学療法（シスプラチン or カルボプラチン＋エトポシド）＋放射線治療（1.5Gy/回×2回/日×15日間）が選択されます。

　進展型（限局型以外）は化学療法の適応となりますが、国内では70歳未満の場合、シスプラチン（or カルボプラチン）＋イリノテカンが、70歳以上ではシスプラチン（or カルボプラチン）＋エトポシドが推奨されています。腫瘍径が7cm以下で、リンパ節を含めほかに転移が認められない場合であれば、手術が選択できることもありますが、その場合にも術後化学療法または術後放射線化学療法が必要となります。

　非小細胞肺がんは、病期（stage）がⅢA、ⅢBの一部の方や、病期Ⅳの方は抗がん剤を含む化学療法の適応となります。最近では腫瘍の遺伝子異常や免疫抑制因子の有無を調べることで、それらに対応した治療を行う個別化治療が可能となってきました。

遺伝子スクリーニング

　がん遺伝子の異常に基づいたがんの個別化医療（がんゲノム医療、プレシジョン・メディシン）が進んでいます。

　近年、次世代シーケンサー（NGS）という最新機器を用いて、一度に100以上の遺伝子異常を網羅的に調べることが可能になりました。現在これらの遺伝子異常に基づいて患者さんに最適の薬剤を届けることを目指した、分子標的治療薬開発の研究が進められています。当院では、国内の主要ながん専門病院や大学病院から成る肺がん遺伝子スクリーニングネットワーク「LC-SCRUM-Japan」に参加し、ここに登録して

がんの状態
・組織型（顔付き）
・遺伝子異常
・PD-L1 発現

患者さんの状態
・年齢
・全身状態（元気さ）
・臓器機能

薬剤選択

・EGFR 遺伝子変異	→ EGFR チロシンキナーゼ阻害薬
・ALK 融合遺伝子	→ ALK 阻害薬
・ROS1 融合遺伝子	→ ROS1 阻害薬
・PD-L1 高発現	→ PD-1 阻害薬
・上記以外の全身状態 良好	→ 細胞障害性抗がん剤（通常の抗がん剤）
・全身状態不良	→ 症状緩和治療のみ

進行肺がんに対する薬剤選択のプロセス

行われた遺伝子スクリーニングによって、希少な遺伝子異常が確認された場合には、その遺伝子異常をターゲットとした薬剤の治験や臨床試験に参加するなど、治療の選択肢が増える可能性があります。

肺腺がんの治療に分子標的治療薬

肺腺がんの患者さんには遺伝子異常が認められることが分かっており、このような患者さんには、分子標的治療薬と呼ばれる薬での治療が効果があると期待されています。

分子標的治療薬は一般的な抗がん剤と異なり、ある程度選択的にがん細胞を攻撃することができるため、化学療法以上の治療効果が期待でき、また嘔気（吐き気）や白血球減少といった一般的な副作用が少ないという利点があります。

EGFR チロシンキナーゼ阻害薬（EGFR-TKI）

EGFR 遺伝子変異に対する分子標的治療薬として、ゲフィチニブ、エルロチニブ（第１世代）、アファチニブ（第２世代）、オシメルチニブ（第３世代）があります。オシメルチニブはほかの EGFR-TKI と異なり、EGFR-TKI 使用後再燃した際、約60％に出現している T790M 耐性遺伝子が腫瘍内に認められた場合に適応となります。そのため、EGFR-TKI 使用中に再燃（治療によって症状が抑えられていたが、再度悪化すること）が認められた場合には、再度組織を採取し T790M の発現を調べる必要があります。2017 年 1 月からは血液中に存在している遊離 DNA から検査を行う方法も承認され、今後、血液検査と同様に遺伝子検査を行えるようになると期待されています。

ALK 阻害薬

ALK 融合遺伝子に対する分子標的治療薬として、クリゾチニブ（第１世代）、アレクチニブ、セリチニブ（第２世代）があります。それぞれ非常に効果が期待できる薬ですが、再燃した際に耐性遺伝子が出現している場合があります。それぞれに効果が認められる耐性遺伝子が異なるため、ここでも治療後の re-biopsy（血液などを使って診断や治療効果予測を行う技術）が必要となってきます。

ROS1 阻害薬

ROS1 融合遺伝子陽性の患者さんは非小細胞肺がんの 1 ～ 2 ％に当たります。2017 年 5 月に ALK 阻害薬の 1 つであるクリゾチニブ（ザーコリ®）が ROS1 陽性肺がん患者さんに対しても使用可能となりました。クリゾチニブは ROS1 陽性肺がんに対しても、ほかの分子標的治療薬と同様の治療効果を示すことが明らかになっています。現在では肺がんの診断となり、抗がん剤治療を開始することになった患者さんに対しては、ROS1 遺伝子の検査も行うことが一般的となりました。

免疫チェックポイント阻害薬

免疫チェックポイント阻害薬とは、腫瘍が免疫の不活性化を引き起こしている PD1/PD-L1 という経路を阻害することで、免疫の活性化を引き起こし、腫瘍細胞を攻撃させる薬です。

2015 年 12 月に免疫チェックポイント阻害薬の 1 つであるニボルマブが非小細胞肺がんに対しても 2 次治療以降で使用可能となり、特に扁平上皮がんでは、それまで 2 次治療の標準治療であったドセタキセルよりも有意に高い治療効果が認められました。2017 年 2 月にはペムブロリズマブという新たな免疫チェックポイント阻害薬が承認され、1 次治療からの使用が可能です。ただ、ペムブロリズマブが使用できるのは、腫瘍細胞における PD-L1 の発現が 50％以上の患者さんのみとなっており、使用できない患者さんもいます。

また、「免疫」という言葉から、「非常に安全な薬」というイメージをもたれる方も多いと思われますが、重篤な副作用として自己免疫疾患（脳炎、間質性肺炎、1 型糖尿病、重症筋無力症など）が出現する可能性もあり、それらの副作用の予防や制御が現在の課題となっています。

TOPICS 7

がんの免疫細胞療法

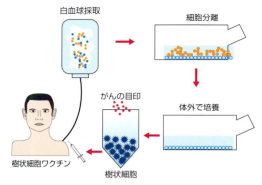

樹状細胞ワクチン療法

●がんと免疫

　免疫とは、細菌やウイルスなどの外敵や、突然変異を起こして発生したがん細胞などの異物を、体から取り除くしくみです。一般的に健康な方でも、体の中では１日に数千個ものがん細胞が生まれているといわれています。それらが必ずしもがんとして大きくならないのは、免疫システムががん細胞を取り除くように働き、がんとして発症するのを防いでいるからです。ところが、がん細胞の勢いが強くなり、免疫システムの監視をくぐりぬけて増えると、がんの発症や進行を食い止めることが難しくなります。

●がん免疫のしくみと免疫療法

　がんの免疫には、「自然免疫」と「獲得免疫」の２つのシステムがあります。自然免疫では、好中球（ちゅうきゅう）、ナチュラルキラー（NK）細胞、マクロファージなどが病原体を発見し、直接初期攻撃を行います。それに対し獲得免疫とは、がんの目印（がん抗原（こう））を記憶した樹状細胞からリンパ球（Ｔ細胞やＢ細胞）が情報を受け取って活性化し（じゅじょう）、病原体を攻撃・防御する免疫です。私たちの体は、これらの免疫細胞を総動員することで、がん細胞と闘っているのです。

　標準的ながん治療を行う場合も患者さん自身の「免疫の力」がとても重要であり、体が弱って免疫が働いていない状態では、抗がん剤や放射線治療をしても、充分な効果が得られません。がんの免疫療法は、このような、本来、体に備わっている免疫の力を利用してがんを治療します。

●免疫細胞療法の種類

　「免疫細胞療法」は、患者さんの白血球を採取し、体外で「がんを攻撃できる細胞」を増やしてから体内に戻し、免疫の力でがん細胞を攻撃しようという治療法です。利用する免疫細胞の種類によっ

て樹状細胞ワクチン療法、Ｔ細胞療法、ＮＫ細胞療法／ＮＫＴ細胞療法に分けられます。当院でも樹状細胞ワクチン療法やＮＫＴ細胞療法を行っています。例えば、樹状細胞ワクチン療法は、患者さんの白血球を体外で培養し、がんの目印を記憶させた後に患者さんに接種します。体の中では、樹状細胞が、がんの目印をＴ細胞に教育し、がん細胞と闘うＴ細胞が増えてくれるのです。

　これらの細胞療法は、抗がん剤のように短時間でがんを小さくする効果はありませんが、副作用が比較的少なく、有効な場合には長期的な効果が期待できるという特徴があります。そのため、手術や放射線治療で残った目に見えないがん細胞や、抗がん剤で小さくなったがん細胞を抑えつける再発予防として、期待されています。すべての細胞療法に関する研究開発は日進月歩であり、どの治療法が最も良いとか、最新であるということはありません。また、既存の治療が可能であるにもかかわらず、そうした治療を避けて細胞療法だけで治ることを期待するのはお勧めできません。

　治療法の決定にあたっては、専門医師と相談することをお勧めします。

●当院で受けられる免疫細胞療法

　術後肺がん患者さんの再発を予防するＮＫＴ療法（先進医療Ｂ）と、成人Ｔ細胞白血病（ATL）を対象とした樹状細胞ワクチン療法（医師主導治験）です。

※細胞療法の実用化を促進する法律
「再生医療等の安全性の確保等に関する法律」（2014年施行）
臨床研究や自由診療として、細胞・組織を使った治療の安全性を確保するための法律です。
「医薬品、医療機器等の品質、有効性及び安全性の確保等に関する法律（薬機法）」（2014年施行）
がん免疫療法や再生医療で使う細胞・組織製品を、「再生医療等製品」という新しいカテゴリーに分類して規制の対象としています。
この「再生医療等製品」については「条件及び期限付き承認制度」が適用され、早い段階で実際の治療に活用できる道が開けました。

縦隔腫瘍の治療

縦隔腫瘍とは？

縦隔とは、心臓や大血管、気管、食道など重要な臓器が存在する体の中心部分をさします。縦隔腫瘍とは、縦隔にできる腫瘍の総称です。

縦隔腫瘍にはさまざまな種類の腫瘍が存在し、良性腫瘍から悪性腫瘍まで含まれます。また、縦隔腫瘍はある程度の大きさなるまでは無症状のことが多く、健康診断などで偶然発見されることが多い腫瘍です。

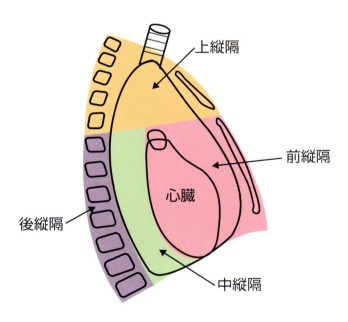

部位	発生する腫瘍
上縦隔	甲状腺腫、悪性リンパ腫など
前縦隔	胸腺腫、胸腺がん、悪性リンパ腫、胚細胞腫瘍、胸腺嚢胞など
中縦隔	悪性リンパ腫、縦隔内甲状腺腫、心膜嚢胞など
後縦隔	神経原性腫瘍など

縦隔に発生する腫瘍

縦隔腫瘍の治療法

治療法は腫瘍の広がりの程度により選択されます。腫瘍が切除可能であれば第一に手術を検討します。また、腫瘍が切除不能な状態であれば、抗がん剤治療や放射線治療が選択されます。その際に使用する抗がん剤の種類は腫瘍により異なります。

縦隔腫瘍は肺がんと比べるとまれな疾患ではありますが、当科では治験治療（新しい薬の承認を得るために行う治療を兼ねた試験）も含めて、さまざまな治療に取り組んでいます。

縦隔腫瘍で最も頻度が高い疾患は胸腺腫で、比較的予後が良いとされ、手術での完治・根治が期待できます。

一方、胸腺がんは腫瘍の悪性度が高く、放射線治療と抗がん剤治療を含む集学的治療が有効とされています。

悪性胚細胞腫瘍などでは、抗がん剤治療が非常に有効で、抗がん剤治療のみでの完治・根治が期待できます。

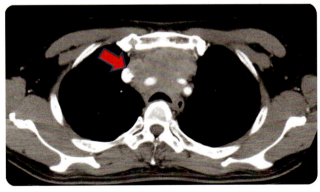

胸腺がんの1例

チーム医療で目指す肝がん治療（内科の立場から）

各科連携で行う肝がん治療

　近年、肝がんの原因は大きく変わりました。以前は肝がんと言えばC型肝炎、B型肝炎が原因のほとんどを占めており、その原因を持った方のみが注意しておくべきものでした。

　ところが近年、脂肪肝、生活習慣病からの肝がんが急増しており、いわば誰でもかかりうる病気になってきています。しかも肝がんは繰り返すという特徴があります。より早く、より正確に、より患者さんにやさしい治療が必要となる一方で、より難しい状態のがんに対しても治療が必要となっています。

　当院では内科、外科、放射線科などが連携して、肝がん治療を行っています。

肝がんの種類とその治療

　肝がんには、肝細胞がん（9割）と肝内胆管がん（1割）があり、がんの進行度によって治療法が異なります。
かんないたんかん

1．肝細胞がんの治療（内科的治療）
A．早期がんの場合（3cmまで、3個まで）
ラジオ波焼灼療法術（図1）
しょうしゃくりょうほうじゅつ

　肝臓にできたがんに1.5mmの電極針を刺し、ラジオ波電流を発生させて熱を出すことによって、がんを焼き固めていく方法です。エコーで観察しながら行います。治療時間は、大きさにもよりますが30分程度で3～4日間程度の入院が必要です。エコーで見えにくい場所やほかの臓器が近くにあって、やけどしそうな場合は生理食塩水を入れて行うこともあります。

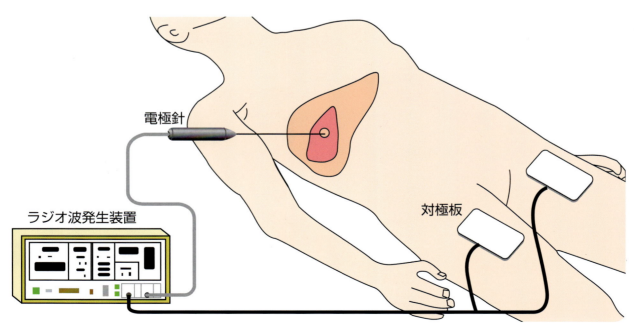

電極針
ラジオ波発生装置
対極板

図1　ラジオ波焼灼療法術

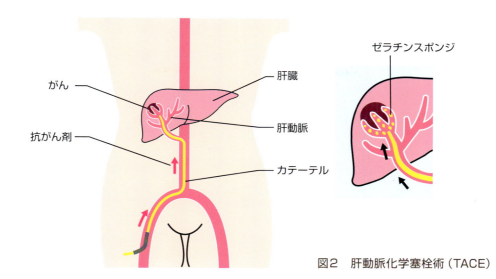

図2　肝動脈化学塞栓術（TACE）

B. 中期のがんの場合（3cm以上、2～3個）
肝動脈化学塞栓術（TACE、図2）

　肝がんに栄養を与えている肝動脈にカテーテルという細いチューブを入れて、そこから抗がん剤を流してがんを集中攻撃します。さらにその血管を選択的に詰めてしまって、がんを兵糧攻めにします。治療時間は2～4時間程度で10～14日間程度入院が必要です。

C. 進行したがんの場合（4個以上、血管にがんが入っている）

肝動注療法（図3）

　肝がんに栄養を与えている肝動脈にカテーテルを埋め込んで、そこから繰り返し抗がん剤を流し入れる方法です。当院では血管に入りこんだ、より進行したものにはnew FP療法、血管には入っていないもの

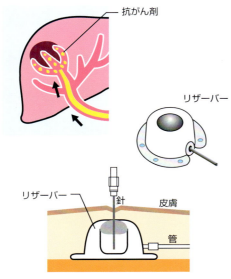

図3　肝動注療法（肝動脈内薬物注入療法）

の多発したものや高齢で体力のない方にはlow dose FP療法、と使い分けることで、どんな方にもやさしい治療を心がけています。

D. 転移のある場合
ソラフェニブ

　分子標的治療薬といって、がん細胞が増える原因となる信号を抑えることによって、がんが大きくなるのを防ぐ飲み薬です。

放射線治療

　当院の放射線治療装置は非常に高精度で、限りなく病変にフィットして正常な部分を傷めることなく治療が可能です。

レゴラフェニブ

　ソラフェニブが効かなくなった人に使用できる分子標的治療薬です。

2. 肝内胆管がんの治療

　手術、手術＋抗がん剤、抗がん剤の3つがあります。抗がん剤は点滴もしくは飲み薬で行います。

　肝がんにはこうした個々の治療がありますが、大事なのはこれらの内科的治療や外科的治療をスムーズに組み合わせて、最適な治療を行っていくことです。当院ではラジオ波＋TACEや、放射線治療＋ソラフェニブ、手術＋肝動注などという、さまざまな組み合わせにより、他院で治療できないといわれた肝がんの治療を行っていくことが可能になります。

　あきらめない肝がん治療をチームで目指しています。

チーム医療で目指す
肝がん治療（外科の立場から）

肝がんとは？

　肝がんは原発性と転移性の２つに分けられます。肝臓で発生した原発性肝がんのほとんどは肝細胞がんで、そのほかに肝内胆管がんなどがあります。転移性肝がんとは、別の臓器のがんが肝臓に転移したものです。原発性肝がんや転移性肝がんは、切除すれば治る可能性があると考えられており、積極的に肝臓手術を行っています。

　しかし、どんながんでも切除できるかというとそうではありません。例えば、肝臓全体にがんが広がっていたら、肝臓の中の大事な血管をがんが巻き込んでいたら……。肝臓は、生体の内部環境の維持に大きな役割を果たしている臓器です。肝臓は再生する余力のある臓器ですが、肝臓を切りすぎてしまうと残った肝臓が十分に働かない肝不全という状態に陥り、逆に切除の範囲を控えすぎてしまうと、がんが残ってしまい本末転倒となります。

肝臓はどこまで切除できる？

　正常の肝臓では約70％の切除までが可能であり、２週間でもとの大きさの60％、半年で90％まで再生するといわれています。肝臓はその間、普段は使用していない余力を働かせることで窮地を乗り切ります。すなわち、肝臓はいざという時のために余力を残しているのです。しかし、肝細胞がんが発生しやすい慢性肝炎や肝硬変では、この余力は少なくなり、十分な再生も期待できません。

　肝臓を切除した後、残りの肝臓の余力が十分でないと肝不全に陥ります。個々の肝臓の余力がどれくらいあるのか、がんを残すことなく切除するために何％の肝臓を切除し、何％の肝臓が残るのかを把握することが重要となります。肝臓の余力は血液検査などで調べられますが、立体的な肝臓の中に発生している肝がんを残すことなくいかに切除するかは、術前の画像をもとに綿密なシミュレーション（模擬手術）を行い、しっかりとした手術計画を立てなければなりません。

　肝臓は肝動脈、門脈、肝静脈、胆管などの脈管が、木の枝のように複雑に立体的に広がっていますので、以前はこれらの脈管とがんとの位置関係などを頭の中で立体構築しながら、どのように切除するのかをイメージしていました。しかしそれは、大きく個人の経験に委ねられたものでした。近年では、CT画像をコンピューターに取り込んで３次元画像化できるようになりました（図１）。この技術は、2012年に保険適用となっています。３次元画像化で、正確な切除ラインを３次元画像でイメージすることができ、手術の客観性・確実性が向上しました。

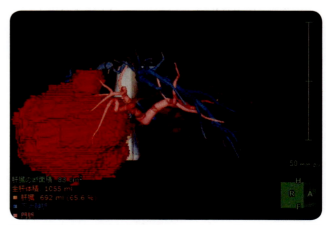

図1　肝臓のCT画像を立体としてイメージし、入念な手術計画が立てられます（富士フィルム Vincent）

当院でも最新の３Ｄシミュレーションソフトを用い、肝がん手術を中心に、術前に入念な手術計画を立て、医療従事者で共有することで安心かつ安全な手術を行っています。

切除が難しい肝がんはどう治療するか？

肝細胞がんの治療法には肝切除以外にも、ラジオ波焼灼療法術（しょうしゃく）、肝動脈化学塞栓術（そくせん）、肝動注化学療法（かんどうちゅうかがくりょうほう）、分子標的治療薬、放射線治療があります（詳しくは「内科の立場から」106ページを参照ください）。肝癌診療ガイドラインをもとに、肝障害の程度、がんの状態（個数、大きさ）によって治療法を選択しますが、長所、短所があります（図２）。

当院は高度技能修練施設（高難度な肝臓手術症例が多いハイボリュームセンター）として認定されており、他院で治療できないといわれた肝がんの治療も担う役割があると感じています。そのような症例では、必ずしもガイドライン通りの治療が最良とはいえません。

内科的治療が難しい肝がんに対しては、肝臓の余力に見合った肝切除が可能であるかを３次元画像をもと

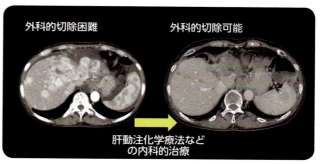

図３　初診時には外科的切除が困難でも内科的治療を繰り返すことで切除が可能になります

に見極め、治癒（ちゆ）を目指した積極的な切除を実践しています。初診時には外科的に切除が困難な場合でも、内科的な治療や放射線治療を駆使し、がんの病勢をコントロールしています。その中にはがんが小さくなり、切除が可能となる症例も珍しくありません（図３）。

当院では適切な治療のタイミングを逃さないよう、毎週、消化器・肝胆膵内科、画像診断科（カテーテル治療を専門とする放射線科医師）とともに患者さん一人ひとりについて総合的に評価し、最善の治療方法を選択しています。少しでもその人らしく元気で長生きができるよう、決してあきらめることのない「がんチーム医療」を提供しますので、一緒にがんに立ち向かいましょう。

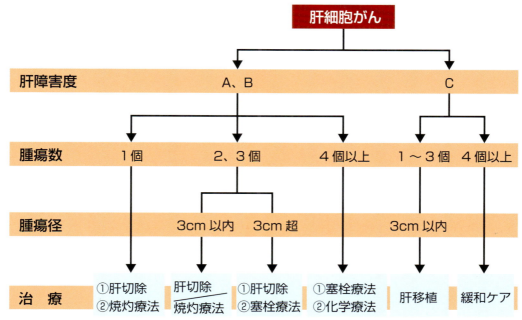

（日本肝臓学会「肝癌診療ガイドライン 2013年版」の資料を改変）

図2　肝障害の程度とがんの状態に応じた治療選択基準として推奨（すいしょう）されているアルゴリズム

チーム医療で目指す 膵がんの診断（内科の立場から）

膵がんの症状とさまざまな検査

　膵臓は胃の後ろにある厚さ2cm、幅4〜5cm、長さ15cmの柔らかい臓器です。お腹の奥にあるためお腹をさわっても分かりにくく、直接胃カメラなどで見ることができません。膵がんは進行してくるとみぞおちや背中の痛み、体重減少などの症状が出てきます。また膵頭部のがんでは、黄疸がみられることがあります。しかし初期にはほとんど症状がなく、早期発見のきわめて難しいがんです。

　膵臓の病気の診断には、血液検査や腹部超音波検査、CT、MRIなどの画像検査で膵臓に異常があれば、詳しい検査を行い診断します。膵臓の詳しい検査法として、超音波内視鏡と内視鏡的逆行性膵胆管造影について説明します。

超音波内視鏡（EUS）検査とは？

　内視鏡先端部に超音波検査装置が付いており、胃や腸の中から近くにある膵臓を観察でき、現在の膵臓の検査では最も小さい病変を見つけることのできる検査です。外来で麻酔で眠った状態で行うため苦痛は少ないのですが、約1時間の検査の後、麻酔が覚めるまで数時間休んでいただきます。また麻酔の影響が残るので、その日は車や自転車の運転はできません。

　超音波内視鏡で腫瘍が確認できれば、胃や十二指腸から注射の針と同じ太さの針（穿刺針）を刺して細胞を採取し、正確に診断をつけることができます（超音波内視鏡下穿刺吸引細胞診：EUS-FNA）。

　当院では、病理診断科と連携してその場で細胞をチェックし、適切な検査が行えているかを確認し、正確に検査を行っています。EUS-FNAの場合、安全性の高い検査で合併症は少ないのですが、出血、感染、膵炎などの危険性があり、念のため当日は入院、絶食点滴にて安静にしていただき、翌日異常がなければ食事を再開し、腹痛などの異常がなければ検査終了です。

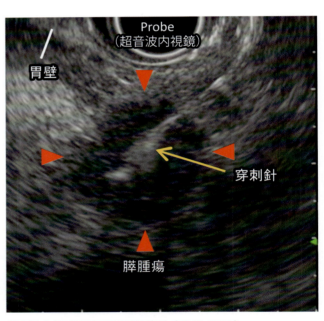

超音波内視鏡下穿刺吸引細胞診（EUS-FNA）
▲で囲まれた膵体部腫瘍に対し胃から腫瘍を確認し穿刺を行った

内視鏡的逆行性膵胆管造影（ERCP）とは？

　膵がんは小さい腫瘍でも転移を始めるため、腫瘍そのものが検査で見えない状態で発見できるのが理想的です。CTなどで写らない腫瘍でも、前兆として急性膵炎を発症、膵液の通る膵管が太くなる、膵臓に液体

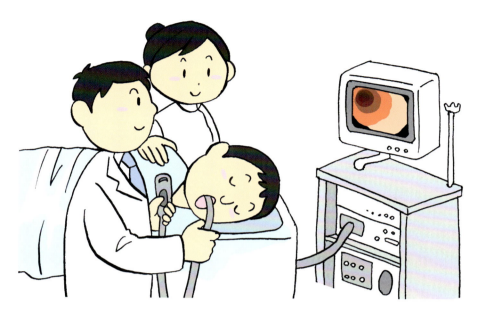

の溜まった袋（膵のう胞）ができるなどの異常を認めることがあります。腫瘍がはっきりしなければ、内視鏡を膵管の出口のある十二指腸まで挿入し、出口から細いカテーテルを入れて造影剤を注入、膵管をX線撮影し膵管の異常を細かく調べます。異常のある部分より生検（細胞の採取）や、膵液を採取して細胞を調べる検査（内視鏡的経鼻膵管ドレナージ：ENPD）を繰り返し行うことで、検査では見えないほどの小さな膵がんを発見することができます。

当日は入院、絶食点滴にて安静にしていただき、翌日異常がなければ食事を再開し、腹痛などの異常がなければ検査終了です。デメリットとしては急性膵炎を起こす危険性があり、患者さんの負担が大きいことがあります。

正確な診断で最適な治療を

腫瘍が確認できればEUS-FNA、確認できないが膵管の拡張などの膵臓の異常があればENPDで、多くの膵がんが正確に診断できるようになっています。診断と同時に病気の広がりなどの評価を行います。

その結果を踏まえ、消化器・肝胆膵内科単独ではなく、常に放射線科、肝胆膵外科と連携し、手術療法、放射線療法を組み合わせ、患者さんに最適な治療を行っています。

食道
肝臓
胃
脾臓
胆管
胆嚢
膵臓
膵管
内視鏡
カテーテル
十二指腸

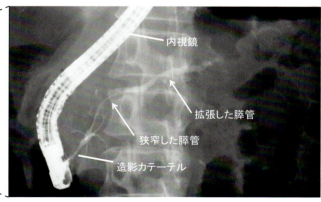

内視鏡
拡張した膵管
狭窄した膵管
造影カテーテル

ERCP: 内視鏡的逆行性膵胆管造影（膵管造影）

チーム医療で目指す 膵がん診療（外科の立場から）

膵がんの特徴

膵がんの死亡数はがんの中で肺、大腸、胃に次いで4番目で、年々増加傾向にあります。膵がんは自覚症状に乏しく、しばしば進行した状態で発見されます。膵がんはその悪性度の高さからすると、消化器系にできるがんの中で最も治療の難しいがん（難治がん）で、全国的にも膵がんの手術を行った方の5年生存率は10％に過ぎません。

当院では20.9％と比較的良好なものの、がんの克服はいまだ難しいといえます。膵がんの家系、糖尿病、膵炎を繰り返す、肥満、喫煙者、大酒家など、複数の危険因子がある場合は膵がんになる可能性が高いため検査を行うことが勧められており、当院では肝胆膵がんドックを実施しています。

膵臓がんに対する外科手術

膵臓は、お腹の奥（背中側）にある長さ15〜18cmほどの小さな臓器で、"おたまじゃくし"のような形をしており、膵頭部・膵体部・膵尾部の3つに分かれます。

膵臓は膵液という消化液とインスリンなどのホルモンを分泌します。膵頭部は肝臓でつくられた胆汁や膵臓でつくられた膵液といった消化液を流す胆管、膵管が貫いており、膵頭部を囲んでいる十二指腸とつながっています。さらに膵臓は、重要な血管を取り囲んでいて、ほかの大事な血管とも近接しています。このように膵臓を取り巻く部位の解剖が複雑な上に、膵がんは周囲の重要な血管などに浸潤（組織の内部まで広がっていくこと）しやすいため、膵がんの手術は難しいといわれています。

膵がんの治療法は、手術以外にも抗がん剤治療、放射線治療などがあり、進行度（ステージ）によって治療方針が決定されます（図1）。膵がんの治療の中で最も治療効果の高いものは手術であり、膵がんの位置や

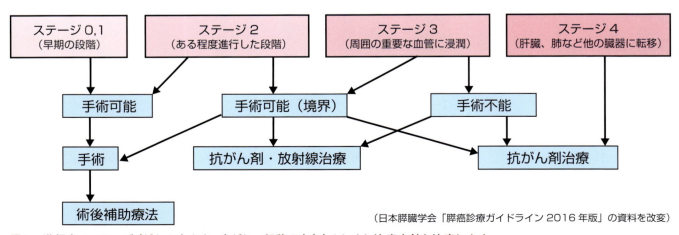

（日本膵臓学会「膵癌診療ガイドライン2016年版」の資料を改変）

図1　進行度（ステージ〈がんの大きさ・広がり、転移の有無〉）により治療方針を決定します

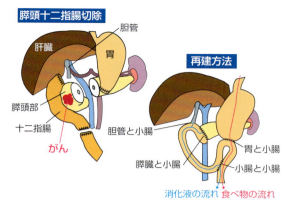

図2　膵頭十二指腸切除術：膵臓がんの手術では周囲の臓器やリンパ節を一緒に切除します

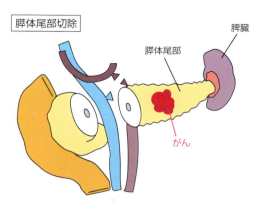

図3　膵体尾部切除術
膵臓の体部、尾部に腫瘍がある場合に選ばれます。膵頭部を残して、膵臓と周囲のリンパ節を脾臓と一緒に切除します

広がりによって次のような方法が選ばれます。

膵頭十二指腸切除術（図2）：膵臓の頭部に腫瘍がある場合に選ばれます。がんを取り残さないためには膵頭部、周囲リンパ節、十二指腸、胆嚢、胆管を一緒に切除する必要があります。摘出後は小腸を、残った膵臓、胆管、胃にそれぞれつなぐ再建が必要となります。お腹の手術の中でも高難度な手術です。

膵体尾部切除術（図3）：膵臓の体部、尾部に腫瘍がある場合に選ばれます。膵頭部を残して、膵臓と周囲のリンパ節を脾臓と一緒に切除します。

膵全摘術：膵臓全体に広がっている場合に選ばれます。膵臓がなくなることにより術後は終生インスリン投与と膵消化酵素補充薬の内服が必要となります。

膵がんの手術では、なんらかの合併症が約半数の患者さんに起こることが知られています。最も問題となるのは術後膵液瘻です。膵臓と腸をつないだところから膵液が浸み出してくることです。膵液は消化液ですから、漏れると周囲の組織を消化して炎症や出血の原因となります。膵液瘻が仮に起こったとしても、確実に体外に排液できるような厳重な管理と、それが引き金で起こった重篤な合併症にいち早く対応する迅速な判断が重要です。

"膵がんサバイバー"を目指しましょう

サバイバー生存率とは、診断から一定年数後、生存している方（サバイバー）の、その後の生存率を意味しますが、ほかのがんと同様に膵がんでも診断からの年数が経過するにつれて生存率は高くなります。"膵がんサバイバー"を目指すには早期がんの段階で発見することが重要ですが、早期の段階では自覚症状に乏しく、進行して発見されるケースがほとんどなのが実状です。

では、その中でいかに膵がんサバイバーとなりうるか？　特に膵がんでは、切除後の再発率が非常に高く、術後補助療法（再発予防を目的とした抗がん剤治療）を行うことが強く勧められています。当院のデータから、がんを残さず切除すること、術後補助療法をしっかり行うことが重要であることが分かっています。これが"膵がんサバイバー"への重要な一歩といえます。そして十分な体力と栄養状態が維持されていないと効果的に術後補助療法が行えません。

膵がんの手術はお腹の中でも高難度な手術ですが、当院のように手術症例数が一定以上ある専門医のいる施設では合併症が少ない傾向があり、合併症発生後の管理も優れています。外科・内科・放射線科との綿密な画像検査の評価と安全な手術・術後管理の実践によりがんを残さず切除し、元気に退院できるよう一丸となって努めています。また当院では、手術前からの体力作りとして早い段階からリハビリや栄養指導を導入し、術後の体力を維持し、速やかな回復につなげています。そして早い段階での術後補助療法の導入へとつなげ、切れ目ない「がんチーム医療」を推進しています。

膵がんになってしまったことは非常に残念なことですが、少しでも元気で長生きし、"膵がんサバイバー"となれるよう共に戦いましょう。

乳がんの手術

乳房の手術

　乳がんに対する治療、腫瘍の大きさや広がり、乳房のどこにできているのか、そのがんはどのような性質をもっているのかなど、さまざまなことを考慮して決定されます。

　乳がんの手術は、乳房を全部切除する乳房切除術と、乳房を部分的に切除する乳房部分切除術（乳房温存術）の２つに大きく分類されます。乳房温存療法（乳房温存手術＋放射線療法）は乳房切除術と同等の治療成績が得られることが示されています。どのような手術を行うのかについては、乳がんのステージや腫瘍の広がりなど病気の状況と、乳房や治療に対する患者さんの気持ちを十分に考えて決めていきます。

乳房温存療法

　乳房温存療法は、ステージ０、Ⅰ、Ⅱ期の乳がんに対する標準的な治療です。術前の超音波検査やMRIなどで乳がんの広がりを正確に診断して、それをもとに乳がんを取り残すことのないように適切な乳房温存手術を行うこと、そして、手術後に乳房内の再発を予防するために適切な放射線療法を行うことが重要です。

　乳房温存術後は切除された組織を顕微鏡で詳しく調べます。断面およびその近くにがん細胞がみられた場合や、温存した乳房にまだ多くのがん細胞が残っていると予想される場合は、追加切除（再度の乳房部分切除や乳房切除術）や標準的放射線療法に放射線療法を追加（ブースト照射）する方法が推奨されます。なお、表のように乳房温存療法が適応とならない状況の場合には、乳房切除が勧められます。

２つ以上のがんのしこりが、同じ側の乳房の離れた場所にある場合
乳がんが広範囲にわたって広がっている場合
温存乳房への放射線療法が行えない場合 ・温存乳房への放射線療法を行う体位がとれない ・妊娠中である ・過去に手術した側の乳房や胸に放射線療法を行ったことがある ・活動性の強皮症や全身性エリテマトーデス（SLE）などの膠原病を合併している
しこりの大きさと乳房の大きさのバランスから、美容的な仕上がりがよくないことが予想される場合
患者さんが乳房温存療法を希望しない場合

（日本乳癌学会「患者さんのための乳がん診療ガイドライン2016年版」より引用改変）
乳房温存療法の適応とならない状況

腋窩リンパ節の手術

　乳がんが最初に転移するリンパ節のほとんどが「腋窩リンパ節（わきの下のリンパ節）」です。腋窩リンパ節を取り残しがないよう脂肪も含めて一塊に切除することを、腋窩リンパ節郭清と呼びます。腋窩リンパ節郭清は、乳がんに対する標準治療として2000年頃までおよそ1世紀にわたり行われてきました。現在では、術前に腋窩リンパ節転移があると診断された場合には、最初から腋窩リンパ節郭清を行い、そうでない場合にはまずセンチネルリンパ節生検を行った上で、そのほかのリンパ節を切除すべきかどうか判断するようになってきました。

センチネルリンパ節生検（図）

　センチネルリンパ節とは、乳房内からのリンパ流が最初にたどりつくリンパ節とされ、乳がん細胞が最初に転移する可能性のあるリンパ節とされます。このセンチネルリンパ節を発見、摘出し、そのリンパ節の中にがん細胞があるかどうか（転移の有無）を顕微鏡で調べる一

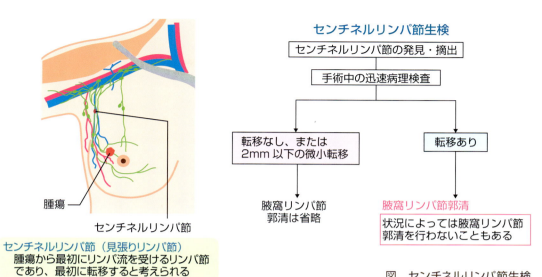

腫瘍

センチネルリンパ節

センチネルリンパ節（見張りリンパ節）
腫瘍から最初にリンパ流を受けるリンパ節
であり、最初に転移すると考えられる

センチネルリンパ節生検

センチネルリンパ節の発見・摘出

手術中の迅速病理検査

転移なし、または
2mm以下の微小転移

転移あり

腋窩リンパ節
郭清は省略

腋窩リンパ節郭清
状況によっては腋窩リンパ節
郭清を行わないこともある

図　センチネルリンパ節生検

連の検査を、センチネルリンパ節生検と呼びます。

　手術前の検査で腋窩リンパ節への明らかな転移がないと判断した場合は、まずセンチネルリンパ節生検を行います。そして病理検査でセンチネルリンパ節に転移がないか、あるいは転移があっても微小転移のみ（2mm以下の転移）や一定の条件を満たす場合は、リンパ節郭清を省略することが可能です。腋窩リンパ節郭清によって、腕のむくみ、手術後のわきにリンパ液が溜まる、わきの感覚の異常といった後遺症が引き起こされる可能性がありますが、センチネルリンパ節生検のみであれば、このような後遺症は少なくてすみます。

乳房再建

　乳房再建には自家組織（自分の体の一部）を用いた再建法（お腹や背中の組織を移植する方法）と、人工乳房（インプラント）で行う再建法があります。また、行う時期も乳がんの切除術と同時に行う一次再建と、切除術後一定の期間をおいて行う二次再建があります。いずれの方法も保険適用になっています。

　インプラントによる再建では、はじめにエキスパンダーという皮膚を伸ばす袋を胸の筋肉の下に入れて、その袋の中に生理食塩水を徐々に入れて皮膚を伸ばし乳房の形にふくらませます。その後、エキスパンダーをインプラントに入れ替えます。人工乳房はシリコンでできているので、安全でその後のマンモグラフィ検査にも問題ありません。

　しかし、エキスパンダーやインプラントは人工物なので、感染を起こした場合にはいったん取り除いて感染を治療し、完治しないと再建を再開することはできません。手術後の残存乳房あるいは胸壁への放射線療法は、皮膚や軟部組織にダメージを与えるため、人工物での一次再建ではトラブルの原因になり、人工物や自家組織での二次再建も困難になります。ただ、いずれの再建法も再発診断の遅れにつながることはありません。

乳がん手術後のケア

　乳がん手術後の下着とパッドには、術後の胸を保護して衝撃から守る役割があります。また、パッドでふくらみを補ってボディイメージを整え、左右の重さのバランスをとることで、体に歪みをつくりません。洋服のシルエットが整い、行動を制限されることなく、背筋を伸ばして仕事や生活をすることができます。手術方法や治療の段階、体の回復状態に合わせて必要なものを選びましょう。できるだけ試着をして、自分の体と気持ちに合うものを見つけましょう。分からないことがあれば主治医や看護師など医療スタッフにご相談ください。

参考文献
1．日本乳癌学会診療ガイドライン2015年版
　　（http://jbcs.gr.jp/guidline/guideline/）
2．患者さんのための乳がん診療ガイドライン2016年版
　　（日本乳癌学会：http://jbcs.gr.jp/guidline/p2016/）

乳がんの薬物療法について

乳がん手術後の薬物療法

　乳がんが発見されたときから、乳がん細胞は体内を循環していると考えられており、画像検査では分からない「微小転移」が潜んでいる可能性があるといわれています。もし微小転移があった場合、それらが時間をかけて増殖し、再発を起こすと考えられます。そのため、手術の後に薬物療法を行うことにより、これらの微小転移を治療（根絶）することで少しでも再発を防ぐことが大切です。また、病状によっては手術前に薬物療法を行う（術前薬物療法）ことがあります。この場合、微小転移の根絶とともに、腫瘍を小さくして手術をより安全に行えるようにし、薬物療法の治療効果を知ることもできます。

　薬物療法の選択は病理診断に基づいて決定します。組織診断、異型度（グレード）、腫瘍径（浸潤径）、脈管侵襲の有無、腋窩リンパ節転移状況に加え、ホルモン受容体の有無、HER2 蛋白発現の有無、Ki-67 値が重要となります。そのため、同じステージ I 期の乳がんであっても、そのタイプによって治療方法が異なることになります。

ホルモン受容体	HER2蛋白発現	異型度	ki-67 値	効果が期待される薬物療法
陽性	陰性	1	高	ホルモン療法
		2-3	低	ホルモン療法 ± 化学療法
陽性	陽性	2-3	高	分子標的治療＋化学療法＋ホルモン療法
陰性	陽性	2-3	高	分子標的治療＋化学療法
陰性	陰性	2-3	高	化学療法

薬物療法の決め方

1．ホルモン療法

　乳がんの多くはエストロゲン（女性ホルモン）をえさとして増殖することが分かっており、これらを取り込む「手」を「ホルモン受容体」といいます。ホルモン受容体にはエストロゲン受容体（ER）、プロゲステロン受容体（PgR）があります。この受容体を持つものを「ホルモン受容体陽性乳がん」と呼び、乳がん全体の 70 〜 80％がこのタイプです。

　ホルモン療法は、体の中で作られるエストロゲンを減らしたり、がん細胞がエストロゲンを取り込むことをブロックすることで、がん細胞の増殖を抑える治療です。年齢や月経状況で使用する薬剤が異なりますが、治療期間は 5 〜 10 年間が勧められています。副作用としては、エストロゲンが減ることによって起こる、いわゆる「更年期障害」のような症状や関節の痛み、骨密度の低下などが主にみられます。

2．化学療法

　がん細胞はいくつかの過程を経て増殖するため、抗がん剤はこれらの過程に作用して増殖を抑えます。多くの研究から、術後（または術前）に用いる抗がん剤は 1 つではなく、いくつかを組み合わせて使用することで、最大限の治療効果が得られることが分かっています。どの薬剤を選択するかは病理診断結果によります。がん細胞とともに正常細胞にも影響を与えるため、脱毛や吐き気、嘔吐、免疫力低下といった副作用があります。しかし、最近は副作用を抑える「支持療法」がよくなり、通院しながら安全に治療を行うことができるようになってきました。

3．分子標的治療

　HER2 蛋白は、がん細胞が増殖するためのエサを取り込む「手」のようなものです。この手をブロックし、がん細胞の増殖を抑えることが分子標的治療であ

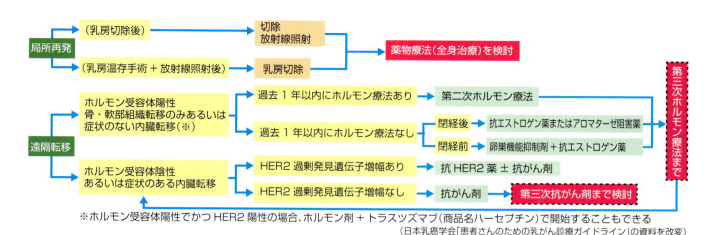

※ホルモン受容体陽性でかつ HER2 陽性の場合、ホルモン剤＋トラスツズマブ（商品名ハーセプチン）で開始することもできる
（日本乳癌学会「患者さんのための乳がん診療ガイドライン」の資料を改変）

再発後の薬物療法の決め方

り、代表的な薬剤が「トラスツズマブ」です。乳がん全体の 15 ～ 20％が HER2 蛋白を過剰にもっており、トラスツズマブの適応となります。トラスツズマブは化学療法と併用することで、より高い治療効果を得られることが分かっています。また、がん細胞の HER2蛋白を狙い撃ちするので、化学療法のような副作用は認められませんが、初回のトラスツズマブ投与 24 時間以内に悪寒や発熱といった「インフュージョンリアクション」を約 40％の頻度で認めます。まれに心臓に負担をかけることがあり、治療中には定期的な心臓検査が勧められています。

進行・再発乳がんの薬物療法

　進行・再発乳がんの薬物療法は「これ以上、病気が進行せず、今の生活の質（QOL）を保ちながら日常生活を送ること」が目標です。局所再発だけで遠隔転移がない場合には、根治を目指して手術を検討することもあります。しかし、遠隔転移を認める場合には、画像検査で分かっていない場所にもがん細胞が潜んでいると考えられるため、薬物療法が中心となります。
　治療方法の選択は、手術したときの乳がんのタイプ、手術後の治療薬、手術してから再発までの期間、再発したときの病気の状況、患者さんの希望などをもとに検討します。近年、再発治療に有効な薬剤も多く開発されており、効果をみながら薬剤を変更し、また痛みなどの自覚症状があれば、症状を緩和する治療も併用しながら、治療を長く続けられるようになってきました。

薬物療法と妊孕性（にんようせい）

　妊孕性とは「妊娠のしやすさ」や「妊娠する力」という意味です。近年、薬物療法が進歩し、がん患者さんの予後が改善されてきており、治療とともに生活の質（QOL）を保つことも重要となってきました。妊娠を考えている場合、治療前に医師や看護師などへご相談ください。ただ、乳がんが再発しては、育児をすることが難しくなる可能性が高くなりますので、ご自身だけでなく家族も含めて、医師や看護師ともよく相談して決めることが大切です。生殖治療医と連携しながら治療を進めることになります。

　同じ乳がんでも、タイプによって治療方法はさまざまですので、専門病院や乳がん専門医が監修しているサイトをご覧になられるのがいいかと思います。日本乳癌学会では「患者さんのための乳がん診療ガイドライン」をホームページ上で公開しています。

参考文献
1．日本乳癌学会診療ガイドライン 2015 年版
　（http://jbcs.gr.jp/guidline/guideline/）
2．患者さんのための乳がん診療ガイドライン
　（日本乳癌学会：http://jbcs.gr.jp/guidline/p2016/）
3．乳がん患者の妊娠出産と生殖医療に関する診療の手引き
　2014 年版
　（金原出版株式会社）

遺伝性乳がん卵巣がんを予防するには

遺伝性のがんとは？

日本人の約2人に1人が、一生の間にがんを発症します。「がん（乳がん・卵巣がんを含む）」の発症に関係するものとしては、大きく分けて「環境要因：食生活、飲酒、喫煙など」と「遺伝要因：親から受け継いだもの、生まれつきもったもの」があるといわれています。

遺伝要因が、がんの発症に強くかかわっている場合を「遺伝性のがん」といいます。専門的には、がんの発症に関係する遺伝子の生殖細胞系列の病的変異が親から子へと受け継がれ、その変異によって発症した「がん」を、「遺伝性のがん」といいます。

遺伝性乳がん卵巣がん症候群とは？

乳がんや卵巣がんの5～10％は、遺伝的な要因が強く関与して発症していると考えられています。その中で最も多くの割合を占めるのが、BRCA1、BRCA2という遺伝子であり、どちらかの遺伝子の変異が原因で発症した乳がんや卵巣がんを、遺伝性乳がん卵巣がん症候群（HBOC：Hereditary Breast and Ovarian Cancer）といいます。

BRCA1、BRCA2遺伝子は、細胞ががん化しないように機能していますが、この遺伝子に病的変異があると、その機能が損なわれ、乳がんや卵巣がん（卵管がん・腹膜がんを含む）をはじめ、さまざまながんを発症しやすくなります。乳がん、卵巣がん以外では、膵がんや前立腺がんの発症リスクが高くなることが報告されています。BRCA1、BRCA2遺伝子変異

をもつ女性の場合、乳がんの生涯発症リスクは65～74％、卵巣がんについてはBRCA1遺伝子変異をもつ場合は39～46％、BRCA2遺伝子変異をもつ場合は12～20％とされており、遺伝子変異をもっていない方に比べると、発症リスクは高くなっています。

また、BRCA1、BRCA2遺伝子の変異は、親から子へ、性別に関係なく、50％の確率で受け継がれます。

以上のことから、下表に示すように、「若年発症の乳がん」「両方の乳房にがんを発症する」「乳がんと卵巣がんの両方を発症する」「血縁内に乳がん、卵巣がんなどになった人が多い」などといった特徴があります。

HBOCにおける乳がん・卵巣がんへの対策

HBOCの可能性がある場合（下表）は、遺伝カウンセリングを受けた上で、遺伝子検査（血液による検査）を行うことによってBRCA1、BRCA2遺伝子変異の有無を明らかにすることができます。検査の結果、BRCA1、BRCA2遺伝子変異をもっていた場合には、未発症の乳がんに対しては、早期発見を目的としたが

若年（40～50歳未満）で乳がんを発症した。
年齢を問わず卵巣がん（卵管がん、腹膜がんを含む）を発症した。
お一人の方が、時期を問わず、2個以上の原発性乳がんを発症した。
お一人の方が、時期を問わず、乳がんと卵巣がんを発症した。
男性の方で乳がんを発症した。
血縁者に、乳がん、卵巣がん（卵管がん、腹膜がんを含む）、膵がん、前立腺がんを発症した方がいる。
トリプルネガティブ乳がんといわれた。
血縁者にBRCA1、BRCA2遺伝子変異を確認された方がいる。

HBOC（遺伝性乳がん卵巣がん症候群）である可能性を考慮すべき状況

んの2次予防として、25歳頃からの検診を行うことをお勧めします。また、発がん予防を目的とした1次予防としては、リスク低減両側乳房切除術（乳房全摘）を行うことも選択肢の1つです。卵巣がんにおいては検診の有用性が明らかではないことから、未発症の卵巣がんの1次予防として35〜40歳頃でのリスク低減卵巣卵管切除術が勧められています。

なお、HBOCに関する遺伝カウンセリング、遺伝子検査、リスク低減手術は、現在国内では保険適用はなく、自費診療となります。

BRCA1、BRCA2遺伝子変異は50％の確率で子どもに受け継がれますので、子ども全員に遺伝するわけではなく、同じ家系（姉妹・兄弟）の中でも遺伝子変異をもつ人ともたない人がいることになります。また、BRCA1、BRCA2遺伝子変異をもっていても、必ずしも乳がん、卵巣がんを発症するわけではありませんので、リスク低減手術によるデメリットも考える必要があります。遺伝子検査を受ける際には、まずは遺伝カウンセリングを受けられ、家族ともよく相談されることをお勧めします。

TOPICS 8

遺伝性乳がん卵巣がん症候群の リスク低減手術（予防的卵管卵巣切除術）について

卵巣がんは国内での発症数は年間約8000人で、一般の女性の生涯における発症の可能性は1.1％と、比較的低いがんです。しかし、このがんは早期発見が難しく、発見されたときには進行していることが多く、死亡率の高いがんの1つです。特にBRCAと呼ばれる遺伝子変異陽性の遺伝性乳がん卵巣がん症候群の女性では、生涯に卵巣がんに罹患（りかん）する確率が10〜60％と、一般に比べてずっと高いことが分かっています。

そのため、このような遺伝子変異陽性の方に対して、発症の可能性が高くなる40歳代より前に、予防的に卵巣と卵管を摘出する方法が勧められています。卵巣がんの予防と死亡率の低下を示す明確な証拠のある唯一の方法であり、また乳がんの罹患率も下げるといわれています。

しかし、病気ではない正常な臓器を摘出する手術を行わなければならず、遺伝的な診断も含め十分なカウンセリングを行った上で、手術を行うか否かを慎重に決める必要があります。また、手術は保険適用ではないこと、手術後も腹膜がん発生の可能性があることなどの十分な理解も必要です。

当院では既に倫理委員会での承認のもとに、遺伝相談外来と連携して対象となる可能性のある女性の希望に応じて、綿密な相談や精査を行った上で、手術を行っています。手術は腹腔鏡下（ふくくうきょうか）に両側の卵管・卵巣切除を行う方法で行っており、小さな傷で体への負担が比較的小さく、入院も短期間となるように実施しています。国外では既に多くの手術が行われており、その安全性や効果は認められていますが、国内ではまだ、実施している施設が少ないのが現状です。

血縁者や親戚の中に乳がんや卵巣がんの人がおられて心配な方は、遺伝相談外来でこの疾患に詳しい医師やカウンセラーの面談を受けられることからはじめていただければ、と思います。

119

最新の婦人科がん診療

婦人科がん治療の個別化

子宮頸がん、子宮体がん、卵巣がんが婦人科で扱う
し きゅうけい
3大悪性疾患です。また外陰がん、腟がん、絨毛がん、
がいいん   ちつ   じゅうもう
肉腫など、まれな婦人科悪性疾患もあります。これら
にくしゅ
の疾患の治療は手術、放射線治療、薬物療法に加えて
同時に緩和ケアも行うことが基本となります。

いずれの疾患においても、初回治療はもちろんのこ
と、再発の際にも専門技術・知識をもつ医師、看護師、
薬剤師、その他の支援職種などのスタッフがチームと
なり、患者さんの管理・治療にあたります。その際に
重要なのは、まずは治療ガイドライン等を遵守しなが
じゅんしゅ
ら標準以上の治療を提供することですが、さらにそれ
ぞれの患者さんにあった治療を考えていくことも重要
です。つまり、治療の効果は最も大事なことですが、
それだけでなく、治療によって起こりうる悪い面（副

作用、合併症、後遺症）が影響する治療後の生活の質
を予測しながら、最も良いバランスの治療を患者さん
と相談しながら一緒に選択していくことです。これが
それぞれの患者さんに応じた治療の個別化ということ
になります。

子宮頸がんの治療

手術として広汎子宮全摘出術という侵襲（体を傷つ
こうはん し きゅうぜんてきしゅつじゅつ   しんしゅう
けること）の大きい術式が基本となりますが、放射線
治療も手術と同等の効果が期待できるため、手術に対
して抵抗がある方や高齢の方には放射線治療をお勧め
します。若い方では卵巣を残すことも考慮します。さ
らに、妊娠を強く希望される方の早期の子宮頸がんに
対しては、子宮頸部のみを取り除き妊娠する子宮体部
を残す手術も、一部の施設で可能となりました。

一方、大きながんや進行の早いがんに対しては、標

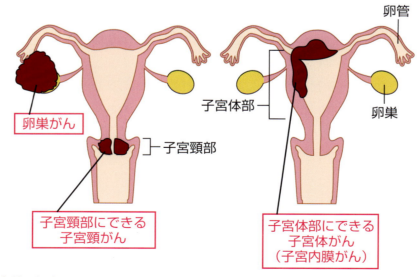

婦人科3大がん
子宮がんには子宮頸がんと子宮体がんの2つがあり、さらに卵巣がんが婦人科の3大がん
です

準的治療のほかに徹底した治療として、手術や放射線治療、抗がん剤治療、分子標的治療薬などを組み合わせて、治る可能性を高める工夫をする必要があります。

子宮体がんの治療

　子宮体がんは比較的治りやすいがんで、手術が治療の原則となります。リンパ節郭清（がんの転移を防ぐ目的で、がんの周囲にあるリンパ節を取り除くこと）を含む子宮全摘出術が標準手術ですが、早期がんでは治療後の早期の回復や生活の質向上を図るため、腹腔鏡手術を選択することができます。またリンパ節郭清については、術後のリンパ浮腫（むくみ）との兼ね合いも考えながら、がんの大きさや進行程度に応じてその範囲や程度を決めていく必要があります。

　逆にがんの悪性度が高いものや進行している場合は、しっかりした治療が必要となり、がんの広がりに応じて徹底した拡大手術と抗がん剤治療が必要です。

卵巣がんの治療

　卵巣がんは、見つかった時点でお腹の中に進行していることの多いがんですが、可能な限りお腹の中全体のがんを取り除く手術を行った上で、抗がん剤治療を行うのが標準治療です。しかし、進行したがんによって身体の状態が低下している場合には、まず抗がん剤治療を行って、状態が良くなってから手術をすることで安全性が増すことが確認されており、状況に応じて考慮します。

　早期卵巣がんの方で将来の妊娠の可能性を残すためには、がんの発生した卵巣や転移する部分だけをしっかり取り除き、正常の卵巣と子宮は残すという臨床試験もあります。

　進行した卵巣がんの治療は、抗がん剤治療が鍵となります。しかし副作用が問題となり、これは個々の患者さんで異なるため、毎回注意して観察しながら最も相性の良い抗がん剤を使用することが必要です。以前と比較して使用できる抗がん剤が増えており、当院でも進行した卵巣がんの治療成績が、以前よりも良くなっていることが確認されています。さらに、近年注目されている分子標的治療薬や、免疫チェックポイント阻害薬も新しい治療薬として登場してきており、1つの薬剤が効かなくても諦めずに治療することが大事です。

　それぞれの患者さんに最もあったがんの治療・方針を選択するためには、ご本人の意思やその背景、ご家族の意見など、さまざまなことを考えて決める必要があります。患者さんを中心としたチームの中で、じっくり相談しながら一緒に歩んでいくことが大事です。

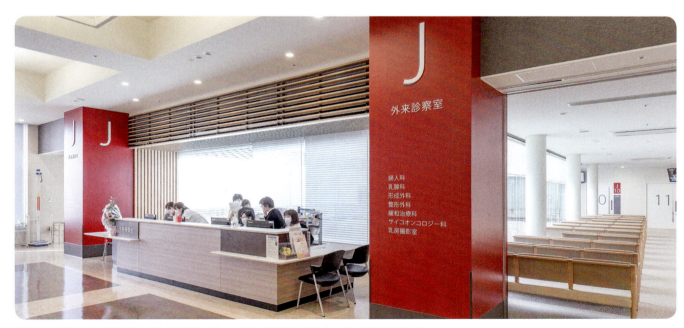

当院では婦人科・乳腺科・形成外科など、女性に関係する外来を1か所に集めています

体にやさしい 婦人科がん腹腔鏡手術

低侵襲で、術後の生活の質を 高める腹腔鏡手術

　婦人科領域の腹部手術でも、腹腔鏡手術が一般的になっています。従来は、大きくお腹を切る開腹手術が標準手術であった子宮体がんに対する手術をはじめとし、婦人科腫瘍に対して侵襲（体を傷つけること）を少なくする、そして術後の生活の質を高めるために、可能な限り腹腔鏡手術が取り入れられています。腫瘍の状態から、開腹術と腹腔鏡手術のどちらが適切か判断し、安全で最適な手術を行うことが重要です。子宮頸部上皮内腫瘍（粘膜の異常：異形成、上皮内がん）、がんでない卵巣腫瘍など、がん以外の腫瘍疾患でも、腹腔鏡手術は導入されています。

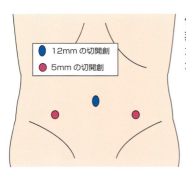

体がん腹腔鏡手術時の創
非常に小さな創で、時間が経てばほとんど分からない状態となります

● 12mm の切開創
● 5mm の切開創

子宮体がんの腹腔鏡手術

　婦人科がんの中で子宮体がんは、唯一、腹腔鏡手術が保険診療で可能な疾患です。この手術が一般の婦人科の腹腔鏡手術と違うところは、① お腹の中のがんの広がりを適切に評価すること、② リンパ節郭清（がんの転移を防ぐ目的で、がんの周囲にあるリンパ節を取り

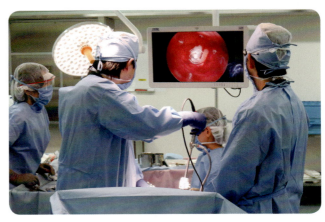

婦人科における腹腔鏡手術風景
術者と助手2名が同一視野をモニターで見ながら手術を行います

除くこと）を行うこと、③ がんを残さないように注意して、子宮および卵管・卵巣を完全に摘出することです。

　そのためには開腹術と同様に、腹腔内を十分に観察して異常の有無を確認することが必要です。子宮周囲の尿管、膀胱、直腸を傷つけないようにしながら、十分これらを避けることも必要です。また、がんの進行度に応じて、子宮やリンパ節の取り方の加減が必要です。

　なぜなら、がんを残さないように正常の組織を十分に含めた摘出も必要ですが、逆に正常の組織を取りすぎると、それに伴う後遺症が起こる可能性が高まるからです。後遺症としては排尿障害、下肢のリンパ浮腫（むくみ）などが大きなものです。過不足なくがんの手術を行う見識やシステムが必要であり、それはがんを専門とする私たちが常に考えているところです。このシステムには手術中に細胞診断や組織診断を行う病理部門の協力が必須です。

　当院ではこのようなシステムが整備された環境下で、開腹によるがん手術に習熟した医師が腹腔鏡手術を行っており、腹腔鏡手術においても開腹によるがん手術の内容を過不足なく行っています。

TOPICS 9

治療による副作用はないの？ ——感染症の観点から

抗がん剤の副作用の中に、易感染性（感染症を起こしやすくなる）というものがあります。

がん細胞は、増殖が速く、細胞分裂を盛んに行っています。抗がん剤は、このような分裂が盛んな細胞を標的にするため、血液を造る工場である骨髄細胞まで抑えてしまいます。このため、白血球を含む血球全体が減少します。白血球には、細菌、真菌、ウイルスなど体内に入ってきた病原体と闘い、体を守る働きがあります。白血球の内の大部分を占める好中球が少なくなると、これらの病原体と闘う力が落ちてしまい、体の抵抗力が下がり、感染症を起こしやすくなるわけです。

好中球減少は、さまざまな抗がん剤で起こり得ますが、特に血液悪性腫瘍（悪性リンパ腫、白血病、多発性骨髄腫など）で、ひどくなりやすく、抗がん剤投与後、7〜10日頃に最も減少するとされています。

感染が起こりやすい場所としては、口の中、呼吸器（気管や肺など）、皮膚、尿路、腸管などがあります。症状としては、呼吸器感染では咳、痰など、皮膚では腫れて膿が出るなど、尿路では尿が濁る、排尿痛、残尿感など、腸管では腹痛や下痢などの症状が出ます。それ以外に、これらの感染症状がないのに、熱だけ出る好中球減少性発熱というものがあります。好中球が減っているときのこれらの感染症は、放置すると重篤な状態となることがあります。早めに担当の医師に相談しましょう。

感染症の予防方法としては、手をこまめに洗う（特に食事前、トイレの後など）、入浴などで体を清潔に保つ、口の中を清潔に保つなどして、感染予防に努めることが大切です。また、白血球が減っている時期は、できるだけ人ごみを避け、マスクの着用、帰宅時にはうがい、手洗いを心がけることが大切です。ただ、これらの対策を心がけていても、感染症をすべて防げるわけではなく、感染症を起こすことはよくあります。

大切なのは、健康なときと同じように「自然に治るだろう」などと、自己判断をしないことです。

発熱、寒気や震え、排尿痛（特に腰を叩くと痛いなどの症状がある場合）は、敗血症や腎盂腎炎といった重篤な感染症のサインかも知れません。そのような場合は、早めに病院に連絡を取り、受診することをお勧めします。

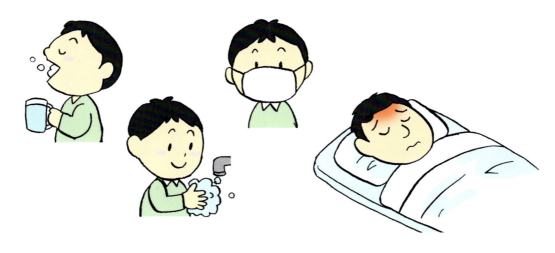

123

前立腺がんに対する新しい薬物治療

前立腺がんのホルモン療法

　前立腺がんは今では男性で最も多いがんとなり、国内では年間9万人以上が罹患していると推測されています。前立腺がん細胞は、男性ホルモン（アンドロゲン）によって増殖する性質がありますので、前立腺がんの治療には、薬剤または精巣（睾丸）を摘除する手術（除睾術）によって精巣から分泌される男性ホルモンを低下させる「ホルモン療法（内分泌療法）」が有効です。

　また、精巣と比べると少量ですが、副腎（腎臓の頭側にある、さまざまなホルモンを分泌する臓器）からも男性ホルモンが分泌されています。そのため、副腎から分泌される男性ホルモンの前立腺がん細胞への影響を抑える内服薬である「抗アンドロゲン剤」を併用することもあります。転移がある進行前立腺がんの初期治療では、ホルモン療法が第1選択の治療法になります。

　しかし、進行前立腺がんの場合、治療開始後2〜3年で約半数の患者さんでホルモン療法が効かなくなってくる（この状態を「再燃」といいます）のが大きな問題でした。転移がある進行がんでは、治療が効かなくなることは生命に直接かかわります。

　1940年代にホルモン療法が始まって以来60年以上、再燃前立腺がんに有効であると科学的に証明され、保険診療で認められた治療法がない状況が続いていたのです。

再燃前立腺がんに有効な新治療薬

　前立腺がんは抗がん剤が効きにくい種類のがんの1つですが、2007年にドセタキセル（品名タキソテール®）という抗がん剤が、初めて再燃前立腺がんに有効な治療として臨床研究にて証明され、保険診療で使えるようになりました。ドセタキセルが効かなくなった前立腺がんにも有効な、カバジタキセル（品名ジェブタナ®）という抗がん剤も2013年から使用できるようになっています。同じ2013年にエンザルタミド（品名イクスタンジ®）とアビラテロン（品名ザイティガ®）という再燃前立腺がんに有効な新しいホルモン治療薬が使用できるようになり、前立腺がんの薬物療法はさらに大きく変化しました。エンザルタミドは従来の「抗アンドロゲン薬」の作用をさらに強力にした新薬であり、アビラテロンは副腎の男性ホルモン産生を抑えることにより、再燃前立腺がんに効果を発揮する薬剤です。

　また、2016年3月からは、塩化ラジウム注射液という全く新しい治療薬（品名ゾーフィゴ®）も使用可能になりました。この薬は前立腺がんの転移がある骨に集まる性質があり、薬から放出されるα線という放射線が、がんの症状を和らげる作用があります。骨転移があり、再燃した患者さんがこの薬による治療の対象ですが、臨床研究において、生存期間や骨転移の症状（痛みなど）が出るまでの期間が数か月間延長することが明らかとなっています。

　このように、最近の10年間で前立腺がんの薬物療法は大きく進歩しました。しかし、これらの個々の薬が有効な期間が平均数か月と決して長くはなく、また、どの順番でこれらの薬剤を投与するのが最も有効であるかも、まだはっきりとは分かっていません。現在、これらの新薬の治療効果について研究が重ねられています。今後、明らかになるものと期待されているところです。

泌尿器科領域における腹腔鏡手術

腹腔鏡手術とは？

　当科では腎、腎盂尿管、前立腺、膀胱、副腎、後腹膜腫瘍に対する手術を行っていますが、これらの臓器は体内の深い部分に位置するため、従来の手術（開腹手術）では大きな創が必要となることが多く、手術操作のための視野の確保が難しいことが問題でした。

　腹腔鏡手術は、体に5〜12mmの穴を数か所あけて、その穴からカメラと細い機械を体内へ挿入して操作を行う手術ですが、1990年代より海外・国内の泌尿器科手術でも行われるようになりました。腹腔鏡手術は開腹手術より手術時間は長くなりますが、小さな創で施行することができ、体内の臓器が外気にさらされる時間を短縮することができるため、体への負担は少なく、手術後の痛みが軽減し、入院期間も短縮できることが分かっています。また、手術する部位をハイビジョンのカメラで映して、拡大した鮮明な画像のもとに手術を行うため、体内の深い部分であっても繊細な操作が可能となり、手術の際の出血量を減らすことができます。

当科の腹腔鏡手術

　当科でも、2009年より腎がんに対して腹腔鏡手術を開始し、現在では当科の担当するすべての臓器に対して腹腔鏡手術を行っています。図は当科での腎がん、腎盂尿管がん、前立腺がん、膀胱がんに対する全身麻酔手術の場合の、腹腔鏡手術と開腹手術の割合の推移を示していますが、腹腔鏡手術は年々増加していることが分かります。

　腹腔鏡手術の欠点として、大きな腫瘍には対応できないことや、一部のがん腫で治療効果が十分証明されていないことがあります。小さな創で行う腹腔鏡手術は操作に制限があり、大きな腫瘍に対しては開腹手術が必要になります。腫瘍の大きさに加え、腫瘍の部位や性状によっても腹腔鏡手術が困難な場合がありますので、その都度検討が必要です。

　また、腎がん、一部の腎盂尿管がん、前立腺がん、副腎がんにおいて腹腔鏡手術の治療効果は開腹手術と同等であることが分かっていますが、一部の腎盂尿管がん、膀胱がん、後腹膜腫瘍では長期の治療成績が十分示されておらず、今後の課題です。

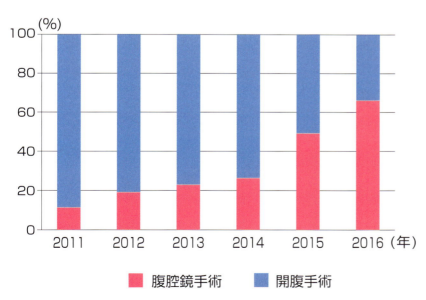

泌尿器科における腹腔鏡手術の占める割合は、年々増加しています

のどの機能温存を目指す
頭頸部がん治療

頭頸部がんとは

　頭頸部がんというと、あまりなじみがない病気と感じられるかもしれませんが、舌がん、喉頭がん、咽頭がんなど、首から上の臓器にできるがんの総称です（図1）。これらの臓器は、**かむ・飲み込む・息をする・しゃべる・声を出す・味覚・におい**など、生命の維持や社会生活を営む上で、必須の機能を担っています。がん治療によりこれらの機能が失われると、患者さんの人生に深刻な影響を与える結果になってしまいます。このため、頭頸部がんの治療には、最大限の臓器の機能・QOL（生活の質）を維持しながらがんを治癒させるという、本来相反する2つの目標を同時に追求しなければならないというジレンマがあります（図2）。

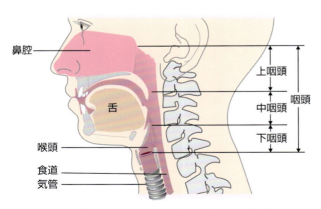

生命維持・社会生活に不可欠・整容

図1　頭頸部がんが発生する器官
　　　かむ・飲み込む・息をする・しゃべる・声を出す・味覚・
　　　においに必要

さまざまな治療法を組み合わせる集学的治療

　このジレンマを少しでも解消するために、さまざまな治療法を組み合わせて治療を行うことになりますが、これを「集学的治療」と呼びます。具体的には手術・放射線・薬物（抗がん剤・分子標的治療薬など）の3つが、現在の集学的治療の柱となります。

　当科では喉頭・咽頭がんについては、できるだけ切らずに治すことを前提としており、まずは抗がん剤と放射線の併用療法を行い、治療効果をみます。十分な腫瘍縮小が得られた場合にはそのまま治療を続行し、そうでない場合にのみ、手術を行う方針としています。使用する薬の種類や量などの最適化により、非常に進行したがん以外は、臓器の温存が可能となってきています。

　舌がんを代表とする口腔がんについては、手術が第一選択となります。進行がんで切除範囲が大きくなる場合には、形態機能の回復を目指した再建術を行います。太ももの筋肉と皮膚を口腔内に移植する手術を主に行っています。形だけでなく機能を回復させるためには、高度なテクニックが必要となりますが、多くの患者さんが通常の食事を食べられる程度まで、機能回復が可能となっています。

　良質な頭頸部がん治療を行うためには、複数の診療科やリハビリテーションスタッフなどの協力が必要になります。当院はがん治療専門病院としての利点を生かし、各分野の専門家が結集した強力なチームで治療を行っています。頭頸部がん全体を通して、当院の治療成績は国内外を問わずきわめて良好な結果となっています。

　当科では、他院では手術や治療ができないといわれ

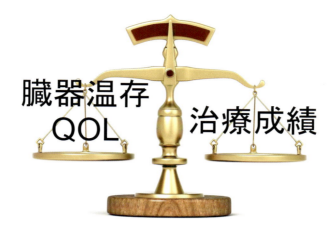

二兎を追う者は一兎をも得ず？

図2　頭頸部がん治療のジレンマ

た症例でも、患者さんにメリットがあると判断できれば、積極的に手術や、新薬の臨床治験などを行っています。

乳頭腫ウイルスと中咽頭がん

　頭頸部がんになる最大の要因は、たばことお酒とされてきました。しかしながら、昨今の健康意識の高まりや、がん撲滅キャンペーンの浸透により、喫煙・飲酒率が下がるにつれ、頭頸部がんの中でも喉頭がんや下咽頭がんにかかる方の割合は減少してきています。

　一方で、扁桃腺や舌の付け根にできる中咽頭がん患者さんだけは増加傾向にあります。これは子宮頸がんの原因の1つとされている乳頭腫ウイルスが、咽頭の

扁桃組織に慢性的に感染し、発がんする方が増えているからです。国内における、乳頭腫ウイルス型中咽頭がんの占める割合は、この10年間で50％以上となり、さらに増加中と報告されています。このタイプの中咽頭がんが急速に増えた原因の1つはオーラルセックスの普及によるものと考えられています。

　幸いなことに乳頭腫ウイルス型中咽頭がんは、従来の酒たばこ型中咽頭がんに比べて放射線や抗がん剤がよく効く、治りやすいがんであることが分かってきています。同じ中咽頭がんでも、この2つは別のがんと考えて治療を行う傾向にあります。

　当科では中咽頭がん患者さんに関しては、全例で乳頭腫ウイルス感染の有無を調べて治療方針を決めています。

中咽頭がんの原因の変遷

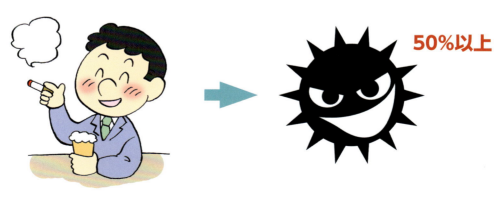

50％以上

酒 たばこ　　　　　　　　　　乳頭腫ウイルス

血液がんの治療

血液内科でみる病気

　全身を流れている血液の中には、白血球（体を異物から守る免疫を司る）、赤血球（酸素を運搬する）、血小板（血液を固めて止血する）などの血液細胞があり、これらは骨の中にある骨髄で作られます。骨髄には、血液細胞のもとになる「造血幹細胞」があり、これが分化・成熟して血液細胞になると血液中に送り出されるのです。

　血液内科ではこの過程で起こる病気を診療します。特に多いのが、３大血液がんと呼ばれる、白血病・悪性リンパ腫・多発性骨髄腫です。白血病は、骨髄中の造血幹細胞ががん化したもので、骨髄が未熟な白血病細胞に占拠され、正常な血液細胞が減少するため、感染症・貧血・出血がみられます。悪性リンパ腫は、白血球の中のリンパ球ががん化したもので、全身のリンパ節が腫れたり、発熱や体重減少といった全身症状がみられます。多発性骨髄腫は、骨髄の中で抗体（本来、体を異物から守るための蛋白）を作る形質細胞ががん化したもので、骨髄が骨髄腫細胞に占拠されるため、感染症や貧血が起こったり、骨が溶け出すことにより骨折が起こったり、異常蛋白が増加して腎不全になったりします。

　このような血液がんはもちろん、骨髄異形成症候群と呼ばれる白血病に近い病気、さらに再生不良性貧血、溶血性貧血、特発性血小板減少性紫斑病などの、良性の血液疾患も診療しています。

日進月歩の血液疾患治療

　血液がん患者さんから「手術で取り除けませんか」という質問をよくいただきます。血液がんは全身を巡っている血液細胞ががん化したものなので、抗がん剤治療（化学療法）が中心となります。完治が難しいと思われがちですが、血液がんは化学療法が非常によく奏功し、病変が縮小・消失する状態（寛解といいます）を達成することができるため、その先の「治癒」を目指した治療を行っています。

　血液内科領域は分子標的治療薬や免疫調節薬などの新規薬剤開発が目覚ましく、また抗がん剤の副作用を軽減する支持療法（吐き気止め、血液細胞減少に対する輸血や顆粒球コロニー刺激因子、感染症に対する抗生剤、しびれに対する鎮痛薬など）の発達により、治療成績は大幅に改善してきています。さらに当院は新薬の臨床試験にも数多く参加しており、治験を希望される患者さんの気持ちにも極力応えられるように努めています。

　残念ながら、年齢や合併症の問題から強力な化学療法を行うことができなかったり、腫瘍の性質上、再発・難治性であることもあります。そのような場合も、さまざまな化学療法や、時には放射線療法を駆使して、症状緩和に努め、がんとともに、少しでも長く、豊かな人生を過ごしていただくことを目指しています。

造血幹細胞移植の進歩

　造血幹細胞移植とは、難治性の血液疾患患者さんに、超大量化学療法や全身放射線療法（前処置）を行った後に、患者さん自身の（自家移植）、または健康な方の（同種移植）造血幹細胞を点滴することにより、血液細胞を入れ替え、治癒をもたらす治療法です。

　同種移植の場合、まず HLA という白血球の型が一致あるいは似通ったドナーを探さなければなりません。HLA が大きく異なると、移植片対宿主病などの合併症リスクが高くなるためです。しかし、HLA が完全一致する確率は兄弟間で 25%、親子間では 1% 以下であり、患者さんに兄弟が数人いないと完全一致ドナーは期待できません。ひと昔前はドナーをみつけることは非常に困難でしたが、昨今では免疫抑制剤などの移植医療の進歩により、骨髄バンクからの非血縁者間移植に加え、臍帯血移植、ハプロ移植（HLA の半分が異なる親子あるいは兄弟間の移植）も可能となりました。さらに、前処置を軽減して免疫抑制方法を工夫する、いわゆる「ミニ移植」も発達し、比較的高齢の方や一人っ子の方など、多くの患者さんにも移植が可能となり、選択肢が広がっています。

　当院ではこれらすべての移植を多数行っており、新病院移転に伴い無菌病棟を増床・整備しています。血液内科・小児科医師、看護師、薬剤師、心理士、理学療法士、管理栄養士など多職種参加の「移植カンファレンス」を行い、放射線科、循環器科、口腔外科などの協力も得て、チーム医療を実践しています。さらに移植成績の向上に伴って増加している長期生存患者さんを対象とした、移植後のさまざまな悩みに対してサポートする「移植後長期フォローアップ外来」も行っています。

治療前　　　　　　　　　　治療後

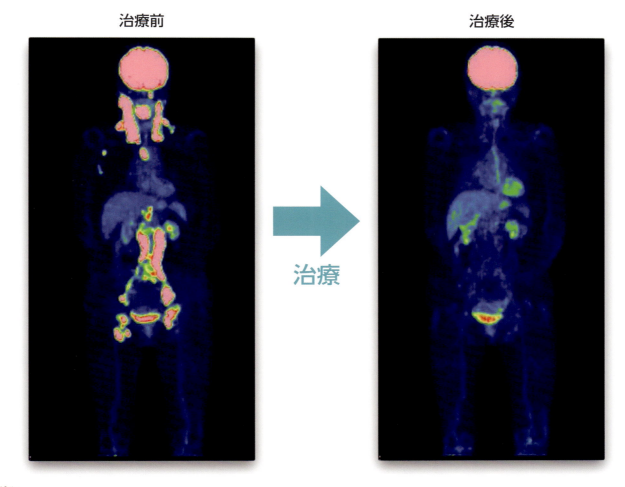

治療

濾胞性リンパ腫治療前 PET-CT（左）と治療後 PET-CT（右）
治療前写真の脳と膀胱以外の赤い部分がリンパ腫病変。化学療法およびゼヴァリン治療により病変は消失

小児に対する造血幹細胞移植

小児がんの治療法

　小児がんには小児血液腫瘍と小児固形腫瘍があります。ひと昔前は不治の病であった小児がんも、抗がん剤、放射線、手術を組み合わせた集学的治療の進歩によって治療成績は劇的に向上し、例えば代表的な小児がんである小児急性リンパ性白血病の患者さんでは、約80%が治癒するようになりました。

　一方で、治療が効かない、あるいは治療によりいったん治った後に再発してしまう、などといった患者さんが20%は存在するということになります。当科ではこのような難治性の小児がん患者さんに造血幹細胞移植を行っています。

造血幹細胞移植（同種移植）

　造血幹細胞移植は、同種移植と自家移植に分かれますが、ここでは同種移植の説明をします。

　同種移植は白血球、赤血球、血小板などすべての血液細胞のもとになる造血幹細胞を、他人（ドナー）のものと入れ替える治療法です。抗がん剤や放射線（「前処置」といいます）による腫瘍細胞の根絶と、移植したドナー細胞の免疫力による再発の防止（抗腫瘍効果といいます）を目的として行います。造血幹細胞は骨髄の中にあるので、同種移植は従来骨髄移植として発展してきましたが、健康な人の血液（末梢血）や赤ちゃんのへその緒の中を流れている血液（臍帯血）にも含まれていることが明らかにされ、現在では骨髄

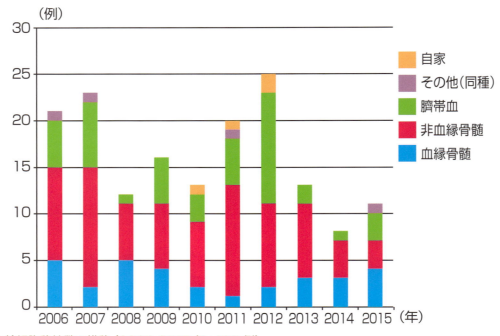

造血幹細胞移植数の推移（2006-2015年：162例）

移植だけではなく、末梢血幹細胞移植や臍帯血移植という方法も行われるようになりました。

　当科では、このすべての移植方法に対応しています。また、再生不良性貧血など、がんでなくても治癒のためには同種移植が必要な病気に対しても積極的に同種移植を行っています。

同種移植のリスクは？

　同種移植では前述のように、前処置として全身放射線照射や大量の抗がん剤を投与するので、体には大きな負担がかかります。また、移植後は患者さんの血液はドナー由来の血液に変わりますので、患者さんの体とドナーの血液の間で、患者さんの体にとって不都合な反応を生じることもあります。このようなリスクのある治療法ですので、患者さんにとって病気の治癒の可能性が最も高い方法であると考えられる場合にのみ、同種移植を推奨しています。

　また、病気の種類や状態によっては、近年開発が進んでいる「強度を減弱した」前処置による同種移植も選択できます。これにより患者さんの体にかかる負担は少なくなるので、合併症のリスクが減ることが期待されます。個々の患者さんの病気の種類、病状、全身状態などを総合的に勘案し、最も適切と思われる移植法を考え、提案しています。

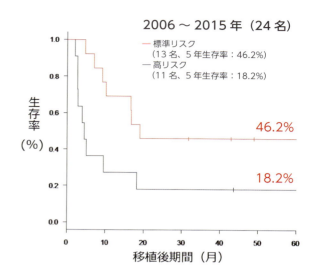

急性骨髄性白血病（AML）の移植後の生存率

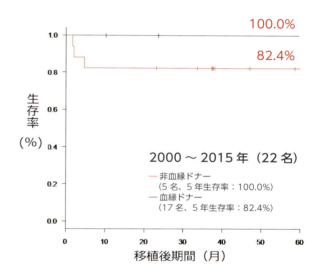

再生不良性貧血の移植後の生存率

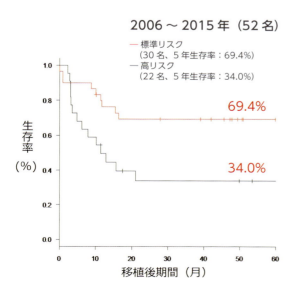

急性リンパ性白血病（ALL）の移植後の生存率

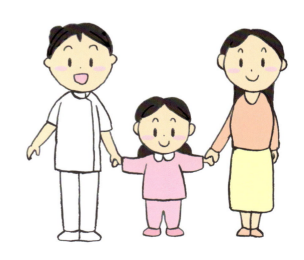

手足（四肢）の「がん」について

肉腫とは？

　手足に「がん」と聞いても、ちょっと想像がつかないと思います。いわゆる手足、すなわち腕や太もも、すね（総称して四肢）には、骨と軟部組織と呼ばれる筋肉や腱、脂肪、血管、神経などがあり、これらにもがんが発生します。

　ひらがなの「がん」は悪性腫瘍を意味します。悪性腫瘍とは転移する可能性がある腫瘍のことです。漢字で表記された「癌」は、胃や大腸などの内臓の表面を覆う上皮細胞に由来する悪性腫瘍のことですが、上皮細胞がない骨や軟部組織から発生する悪性腫瘍は、肉腫と呼ばれます。したがって、骨や軟部組織の悪性腫瘍の大部分は肉腫ですが、骨の場合はがんが骨に転移した転移性骨腫瘍が、数の上では最も多い腫瘍です。

　肉腫は骨発生、軟部組織発生それぞれ30種類以上に分類されますが、肉腫全体の数は、がんのおよそ100分の1に過ぎません。悪性骨腫瘍の代表である骨肉腫が最も多いのですが、それでも日本で1年間に新たに診断される患者さんの数は、150人からせいぜい200人です。ほかの肉腫は数人から数十人程度です。

```
　　　　　　　　　┌─ がん：胃や大腸、肺、乳腺などにある
　　　　　　　　　│　　　上皮細胞由来
　　　　　　　　　│
がん＝悪性腫瘍 ──┼─ 血液腫瘍：白血球やリンパ球などの
　　　　　　　　　│　　　血液細胞由来
　　　　　　　　　│
　　　　　　　　　└─ 肉腫：骨や筋肉、脂肪などの軟部
　　　　　　　　　　　　組織を構成する間葉系細胞と
　　　　　　　　　　　　いわれる細胞由来
```

　このようなことから肉腫は希少がんの1つとされています。

　また、年齢によってできやすい肉腫の種類が異なるという特徴があります。例えば、骨に発生する骨肉腫やユーイング肉腫の多くは10代の思春期から20代の若年成人、いわゆるAYA（adolescents and young adults）世代に発症するのに対し、軟骨肉腫は中年以降が多くなります。軟部組織では、横紋筋肉腫が乳幼児に多いのに対し、脂肪肉腫は中年に、粘液線維肉腫や未分化多形肉腫は中高年に多いという特徴があります。

　肉腫はがんと異なり、転移は肺に多く、リンパ節に転移することが少ないのが特徴です。

肉腫の治療

　肉腫の治療は、転移があるかないかで変わります。転移がない場合は根治を目指して次に述べるような治療を行います。

　肉腫の治療は基本的に手術ですが、肉腫の周囲には目に見えないような腫瘍細胞が散らばっている可能性が高いため、手術では周囲の正常組織も含めて切除する広範切除を行います。骨にできた肉腫の場合は、切除によってできた大きな骨の欠損を、腫瘍用人工関節で補てんします。当科では骨と一緒に切除する筋肉の量を必要最小限にして、機能欠損が少なくなるよう心がけて手術を行っています。

　手術が不可能な部位や困難な部位に発生した肉腫には、放射線治療や重粒子線治療を選択することがあります。腕や足にがんができると、切断されるのではないかと心配する方もいらっしゃいますが、現在ではよほど病気が進んでいない限り、切断することはほとんどありません。

骨肉腫やユーイング肉腫では、手術に加えて化学療法も併用します。診断がついたらただちに化学療法を開始し、2〜3か月間の術前化学療法に続いて手術を行います。ユーイング肉腫は放射線治療も有効ですので、手術が困難な部位には放射線治療を選択することもあります。手術後も、手術の創（きず）が治り次第、術後化学療法を開始し、おおよそ6〜8か月間行います。

一方、軟部肉腫のうち、小児に多い横紋筋肉腫では化学療法が必須ですが、滑膜（かつまく）肉腫や高悪性度の粘液型／円形細胞脂肪肉腫、高悪性度粘液線維肉腫などに対しては、化学療法が推奨されているものの、まだ標準的治療とまではいえない段階です。

背骨や骨盤などの手術が不可能、あるいは困難な部位にできた肉腫で、従来の放射線治療が効きにくい脊索腫（せきさくしゅ）や軟骨肉腫、骨肉腫に対しては重粒子線による治療を選択することがあります。

転移がある場合は、手術のみでは根治できないため、化学療法などの全身治療が優先されます。

肉腫の治療成績

治療を始める時点で転移がない場合は、骨肉腫で約70％、ユーイング肉腫で約60％の患者さんが、転移も局所再発も経験することなく5年後にも元気であることが期待できます。また、化学療法が必須である小児の横紋筋肉腫を除いた軟部肉腫では、ステージによって生存率が異なります。大まかには、悪性度が最も低いステージⅠでは手術が適切に行われれば90％は治癒（ちゆ）すると考えられます。悪性度が中等度のステージⅡでは、大きさで少し生存率が異なりますが、60〜70％は治癒が期待できます。一方、悪性度が最も高いステージⅢの場合は、50％以上の患者さんで手術後に転移を生じると考えられます。

病気が見つかった時点で転移がある、いわゆるステージⅣでは治癒が難しいのが現状ですが、抗がん剤や放射線治療などにより延命できる場合も少なくありません。

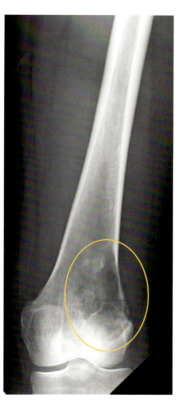
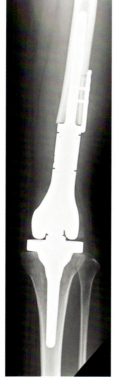

大腿骨の下端にできた骨肉腫のＸ線写真
左は手術前の状態。膝関節の上にある大腿骨側に、骨が壊れて周囲にもやもやした白い部分が見られます。右は、腫瘍を周囲の正常部分を含めて広範切除した後に人工関節を挿入して再建したものです

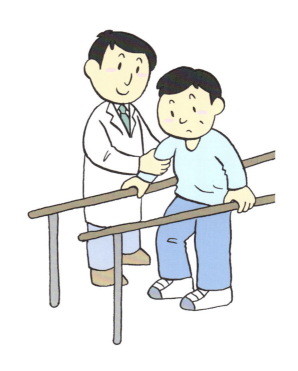

形成外科の役割

● 形成外科の役割

　形成外科の主な役割は、失われた形やそれに伴う機能をできるだけ回復させることです。その対象は、先天異常（生まれつきの形の違い）・外傷（顔の骨折や傷、熱傷や指の切断など、特に形や機能に大きく影響するような傷）・腫瘍（主にがんを取った後の再建と良性の皮膚腫瘍など）・整容（傷あとや手術後の形の変化も含め、より綺麗にするための手術）の4本柱からなっています。

　がんセンターという専門的な治療を行う施設では、形成外科の範囲も、より専門的なものとなります。腫瘍（がん切除後の再建）と整容（手術後の変化）が主な仕事となります。

　実際には、腫瘍では乳がん・食道がんや頭頸部がんなどで切除した部分の再建です。整容では、子宮・卵巣・前立腺・乳腺のがんでリンパ節郭清（がんの周辺にあるリンパ節を切除すること）をした後に起こることのある手や足のむくみ（リンパ浮腫）の治療です。さらに、乳房を切除したと同時に、または後から乳房の再建を始めることを行っています。

　当科は、脳外科・心臓外科など名前を聞いただけでその内容が想像できる科とは異なり、治療の内容が見えにくい黒子のような存在です。しかし、質の高い治療を行い、治療に伴う悩みを最小限にすることで、患者さんがより高い満足度を得られるように、さまざまな形でかかわっています。

● 診療上の特色

　当科が行う治療は、創傷治癒（傷が治るための基本の考えとその技術）や組織移植（植皮や皮膚・筋肉など移植の基本の考えとその技術）のように、どの科にも共通する傷が治るための基本を専門的に扱っています。そのため、手術に伴う合併症の予防や傷の治りの遅れなどについても、担当科と協力して治療にあたっています。

リンパ浮腫の手術治療（リンパ管―静脈吻合術）

　形成外科は、組織移植の方法の1つにマイクロサージャリーという技術を使います。これは直径3mm以下の血管を、顕微鏡を見ながらつなぐ技術です。

　この技術をさらに修練すると、直径1mm以下の血管をつなぐスーパーマイクロサージャリーという技術が行えるようになり、シャープペンシルの芯より細いリンパ管（0.3～0.5mm）の吻合にも応用できます。

　リンパ管静脈吻合術は、今までリンパ浮腫で悩んでいた患者さんの新しい治療法として注目されています。

　私自身1985年よりマイクロサージャリーを始め、リンパ管静脈吻合術を開始してからは14年目となります。当院での最近の3年間は、テラピストの資格を持つ看護師が行う、リンパ浮腫ケア外来が発足し、手術だけでなく術前・術後の保存治療が十分行えるようになりました。保存治療である程度改善して手術を行うようになってから、症例数は年間十数例と落ち着いてきましたが、ケア外来のおかげで手術による効果が長く維持され、さらに改善するようになりました。

　2014年は保険適用に伴って急激に増えた乳房再建の

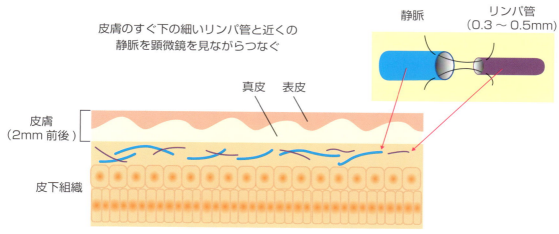

皮膚のすぐ下の細いリンパ管と近くの
静脈を顕微鏡を見ながらつなぐ

静脈　　リンパ管
（0.3～0.5mm）

真皮　表皮

皮膚
（2mm前後）

皮下組織

リンパ管―静脈吻合の手術法（顕微鏡下）

影響で手術の数は減っていますが、その分保存治療が充実して年間延べ214人がケア外来を受診しています。リンパ浮腫の手術と術前・術後のテラピスト（リンパ浮腫ケアの資格を持った看護師）と話し合いながら、チームでの総合的な治療を行えるのが当院の特徴です。

乳房再建

　2013年より人工乳房による乳房再建が保険診療可能となり（実施施設認定は2014年）、乳がん治療に伴う再建法の選択肢が増えています。当院では、組織拡張器挿入（皮膚を拡張するためのバック）とインプラント（人工乳房）挿入による再建が一次・二次ともに行える認定施設となっています。乳腺科と形成外科のチーム医療で、切除と再建の両方の適応を考慮した上での高度な治療が可能となりました。早期でも皮膚を一部切除する場合など、乳腺科と切除範囲を検討しながら皮膚が安全に閉じられるようなデザインを当科が一緒に行うことで、再建が可能となった例もあります。

今後の展望

　専門各科が協力してチームを組み、さらなる質の高い治療（形とそれに伴う機能の回復）を行うためには、本来のがん治療が順調に行われていることが条件です。患者さんが再建できる状態である、または既にがんの治療が終了しているなど、がんの治療をしている科との情報の共有が大切です。

　そのため受診の際には、治療している科からの紹介を基本としています。がんの治療方針を無視しての形や機能の回復は、本末転倒となるからです。質の高い治療と、患者さんのより高い満足度を目指すには、傷の治りといった基本の領域を専門とする形成外科と、各科で行っている高度な専門領域の治療が必要に応じて協力しあえる体制が必要であり、当院はそれが可能な施設と考えています。

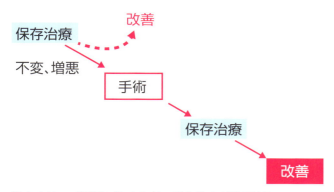

従来のリンパ浮腫の治療方針：保存治療が効果がないときに手術を行う

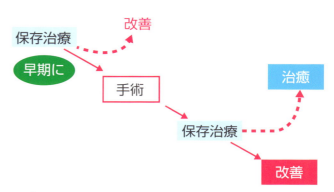

最近のリンパ浮腫の治療方針：リンパ管が障害される前の早い時期から手術を行うことで、より効果が期待できる

口腔管理でがん治療中の合併症を予防

口腔管理とは?

1999年に口腔ケアが肺炎の予防に有効であるという報告がされて以降、口の中を清潔に保つことで、がんなどの治療の際に合併症を予防できることが明らかになってきました。2012年からは医師と歯科医師が連携して、がんなどの手術、化学療法や放射線治療中の合併症を予防するために、口の中を管理（口腔管理）することが推進されています。

がん手術と口腔管理

がん手術は体への負担が大きいため、さまざまな合併症を起こします。そのため、手術の際の合併症のリスクを減少させることは非常に重要です。口腔管理を行うことで、術後の肺の感染（術後肺炎）、手術した部位の感染、手術時の歯の損傷などのリスクを低下させることができます。

また、それらの合併症を減少させることで入院日数を短くすることができます。がん治療を行うことが決まれば、早期から歯科医師や歯科衛生士が口の中を管理し、清潔で感染を起こしにくい状態にしておくことが重要です。

口腔ケアで術後肺炎や頭頸部手術後の感染を防ぐ

術後肺炎のほとんどは唾液などとともに細菌が誤って肺に送られること（誤嚥）が原因といわれてい

ます。手術の前後に口の中を清潔にしておくことで細菌の数が減少するため、唾液などを誤嚥しても肺炎を起こすリスクが低くなります。その中でも術後に人工呼吸器で管理された場合に起こす肺炎を、人工呼吸器関連肺炎（ventilator-associated pneumonia：VAP）といい、集中治療室（ICU）で最も頻度が高く、死亡率の高い合併症です。VAPに対して、ブラッシングや粘膜ケアなどの口腔ケアによる予防が試みられており、現在、手技の標準化が行われています。

近年、口腔ケアにより手術部位の感染、特に頭頸部領域の手術後の感染を減少させることが分かっています。頭頸部の手術では、術後に痛みが強く出たり、飲みこみの機能が低下したり、手術により舌や口唇の運動障害が起きたりすることで、ブラッシングなどの口腔ケアが十分にできなくなります。そのため、術後に創部が汚染されやすくなるので、看護師や歯科専門職による専門的な清掃を行い、口の中を清潔に保つことが重要になります。

手術の前にグラグラしている歯があったり、とれかけている被せ物があったりすると手術の際に脱離してしまうことがあります。脱離した歯や金属を誤飲や誤嚥すると腸管に傷をつけたり、内視鏡や手術で取り出す必要

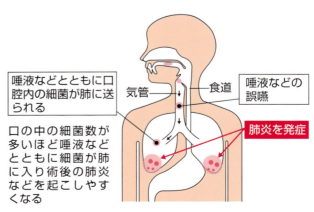

唾液などとともに口腔内の細菌が肺に送られる

気管 — 食道

唾液などの誤嚥

口の中の細菌数が多いほど唾液などとともに細菌が肺に入り術後の肺炎などを起こしやすくなる

肺炎を発症

術後肺炎の原因

が出てきたりするなど、非常に危険ですので、術前から口腔管理を行いリスクを軽減することが大切です。

●
化学療法や放射線治療と口腔管理

　がんへの化学療法や放射線治療の際は、副作用として口腔粘膜炎（口内炎）や吐き気や嘔吐などを起こすことがあり、清掃状態を良好に保つことが難しくなります。また、体を細菌から守る白血球数や好中球数、血を固めて出血を止める血小板数が減少する骨髄抑制が起こることで、感染しやすくなったり出血しやすくなったりします。

　感染を起こしやすくなった状態では、日頃は問題にならないようなう蝕（虫歯）や歯周病などの歯性感染でも重度の感染を引き起こす可能性が出てきます。感染症を起こした場合は、化学療法や放射線治療のスケジュールを延期したり、中止したりする必要が出てくるため、がん治療に大きな影響が出ます。がん治療前から感染の原因となる歯の治療を行い、治療に時間がかかったり治る見込みが低かったりすれば、抜歯などの対応が必要になります。

　抜歯や歯周病の手術など、出血のみられる処置には、注意が必要な場合があります。最近、がん治療に多くみられる分子標的治療薬では、出血しやすくなったり、創の治りが悪くなってしまう薬があり、処置の内容によってはタイミングをみて行ったり、薬を中止して処置をしたりする必要があります。

　また、抜歯することで顎の骨の炎症（骨髄炎）を起こすことがあります。骨にがんが出現した場合に痛みなどの症状をとったり、骨折の予防をしたりするために骨を強くする薬を使用する場合や、顎骨の領域に放射線治療を行った場合に抜歯を行うと、顎の骨の炎症を起こすことがあります。非常に治りが悪く徐々に悪化するため、骨を強くする薬を使う前や、顎骨に放射線治療を行う場合は、特にう蝕や歯周病などの歯性疾患への対応は厳重に行う必要があります。

TOPICS 10

高齢がん患者さんに対する治療について

　国立がん研究センターの発表によると、日本人が生涯でがんと診断される確率は男性63%、女性47%ですが、その確率は男女とも50歳代から増加し、高齢になるほど高くなると報告されています。

　一方、政府の発表によると、日本における高齢化率（日本の人口に占める65歳以上人口の割合）は2015年時点で26.7%ですが、今後も上昇が続き、2025年には30.3%に達すると予想されています。つまり、高齢のがん患者さんが増加することが予想されます。

　高齢者の場合、若年者と比べて予備力に乏しく、糖尿病や心臓病などの持病があることも多いため、がん治療自体にリスクを伴うことが十分あります。近年は侵襲（体を傷つけること）の少ない腹腔鏡・胸腔鏡手術、副作用の少ない放射線治療などの治療法が普及し、高齢の患者さんにとっても比較的負担が少ない治療法は増えていますが、病状や体の状態を加味した上で、慎重に治療法を選択することが必要です。

　そして何より大切なのは患者さん自身の希望を優先することですので、医療者とよく相談の上、治療について検討するようにしてください。

がんと心臓・血管の病気との関係を知ろう ——がんの治療を継続するために

● がん・がんの治療で起こりうる 心臓・血管の合併症

がんの治療の進歩によりがん患者さんが治療を受ける期間が長くなり、がんの治療を終えて生活する患者さんも増えてきました。それに伴い、がんやがんの治療が心臓や血管に多くの影響を及ぼすことが分かってきました。近年、腫瘍循環器学という新しい分野も誕生しています。

ここでは、がんやがんの治療と、心臓や血管の病気との関係について簡単に紹介します。

下表は、がんの存在、抗がん剤治療、放射線治療の影響で起こるとされている心臓や血管の合併症を一覧で示しています。

主な合併症

（1）静脈血栓塞栓症

静脈に血の塊（血栓）ができ、片足だけむくんだり、赤くなったり、痛みが出たりします（深部静脈血栓症）。足の静脈に起こることが多く、血栓が血液の流れにのって肺まで流れ、肺の動脈が詰まると肺塞栓症を起こします。肺塞栓症は、突然息が苦しくなったり、胸

が痛くなったり、重症の場合は命にかかわる病気ですが、症状がないまま知らないうちに起こしている人もいます。これらはまとめて静脈血栓塞栓症と呼びます。いわゆるエコノミークラス症候群です。がんの患者さんは血液が固まりやすい状態ですので、特に起こりやすい病気です。血液検査と足の超音波検査（下肢静脈エコー）、造影 CT 検査などで診断します。血液を固まりにくくする薬（抗凝固薬）などで治療を行います。

（2）薬剤性心筋障害

心臓は体のすみずみまできれいな血液（動脈血）を送り、体の細胞に酸素を運んでいます。抗がん剤により心臓の筋肉が障害され、心臓のポンプとしての機能が低下した状態が薬剤性心筋障害です。心筋障害を起こす可能性のある抗がん剤治療を受けている間と治療後しばらくの間は、自覚症状がなくても定期的に心電図や心臓超音波検査で心臓の機能を観察することで、早期に異常に気づくことができます。

（3）心不全

心臓のポンプ機能が低下し、体が必要とする十分な量の血液を送れなくなり、症状や臓器障害が現れた状態が心不全です。症状としては、「階段や坂道で息切

がんの影響	抗がん剤の影響	放射線治療の影響
静脈血栓塞栓症	薬剤性心筋症	心のう液貯留・心タンポナーデ
心のう液貯留・	心不全	虚血性心臓病
心タンポナーデ	高血圧症	心筋障害・心不全
心臓転移	静脈血栓塞栓症	心臓弁膜症
	動脈血栓症	
	虚血性心臓病	
	不整脈	

がんとがんの治療で起こりうる心臓や血管の合併症

れがする」「体がだるい」「足がむくむ」「息が苦しくて眠れない」などがあります。心臓が弱った原因を調べ、酸素や薬で心臓の負担をとる治療を行います。

（4）心のう液貯留・心タンポナーデ

心臓は心膜という2枚の薄い膜に包まれています。がんがこの心膜に及ぶと、心膜炎が起こり心臓の周囲に液体（心のう液）が溜まります。心のう液が急速に貯留した場合や多量に貯留した場合は、心臓が十分に広がることができず、必要な量の血液を全身に送ることができなくなります。放射線治療の影響で心のう液が溜まることがあり、治療終了後10年以上経ってから溜まってくることもあります。放射線治療の部位や量によっては、長期に観察が必要です。

（5）虚血性心臓病

心臓の表面に存在する、心臓の筋肉だけに血液を送るための特別な血管（冠動脈）の病気です。狭心症は冠動脈が狭くなり、階段や坂道をのぼったり、運動したときなどに胸の圧迫感などの症状が起こりますが、安静にすると数分で症状が消失します。冠動脈が完全に詰まり、心臓の筋肉の一部が壊死してしまうのが心筋梗塞です。冷や汗を伴うような胸痛が数分で治まら

ずに30分以上続きます。そのほか冠動脈のけいれんで起こるタイプの狭心症もあります。

高血圧症や糖尿病、脂質異常症、喫煙などが冠動脈を傷める原因ですが、抗がん剤や放射線治療で狭心症や心筋梗塞を発症することがあります。

心臓・血管の合併症の検査や治療は循環器科がサポート

このような心臓や血管の合併症のために、がんの治療の中止や変更を余儀なくされることも少なくありません。しかし、心臓や血管に起こりうる病気を知っておくことで、早い段階で異常をとらえ、心臓や血管の治療を開始することが、ひいてはがんの治療を継続させることにつながります。

高血圧症、糖尿病、脂質異常症、喫煙、肥満などがあると、心臓や血管への影響がより大きくなるともいわれています。抗がん剤や放射線治療の間は、高血圧などの治療や禁煙を厳密に行い、より良い状態で治療が受けられるように心がけましょう。

当科では、心臓や血管の検査や治療を通して、がんの治療をサポートしています。

TOPICS 11

入院中の肺血栓塞栓症を防ぐために

長時間飛行機に乗ったり、狭い場所で椅子に座ったまま動かないと、足の深部静脈に血栓ができ肺に流れ、肺血栓塞栓症（エコノミークラス症候群）を起こすことがあると知られています。同様に、病院のベッド上で必要以上に安静にしていると、下肢の血流が滞りやすく、血栓ができやすくなります。手術中、手術後は血流が滞りにくくなるよう、

弾性ストッキングを使用しています。時間差で足を圧迫して血行を良くするポンプを装着したり、血液を固まりにくくする薬を一次的に使用することもあります。入院したら、可能な範囲で、下肢の筋肉を動かしたり、歩いたりして、血栓ができにくくすることが肺血栓塞栓症の予防の1つとなります。

索引

症状、検査・診断方法、疾患名、治療方法やケアなどにかかわる語句を掲載しています
（読者の皆さんに役立つと思われる箇所に限定しています）。

独立行政法人国立病院機構
九州がんセンター

〒811-1395　福岡県福岡市南区野多目3丁目1番1号
TEL：092-541-3231(代表)
https://www.ia-nkcc.jp/

【編集委員】

森田　勝　　　　竹之山　光広
田口　健一　　　古海　和博
友倉　三千代　　末次　英二
牧園　孝之　　　藤浪　朋子

■装幀／スタジオ ギブ
■本文DTP／岡本祥敬（アルバデザイン）
■図版／岡本善弘（アルフォンス）
■本文イラスト／久保咲央里（デザインオフィス仔ざる貯金）
■撮影／平川雄一朗
■編集協力／桂 寿美江　二井あゆみ　藤井由美
■編集／西元俊典　橋口 環　本永鈴枝

がんと向き合うあなたへ
～知りたいこと、伝えたいこと～

2018年1月30日　初版第1刷発行

編　著／九州がんセンター
発行者／出塚太郎
発行所／株式会社 バリューメディカル
　　　　東京都港区芝4-3-5 ファースト岡田ビル5階　〒108-0014
　　　　TEL　03-5441-7450
　　　　FAX　03-5441-7717
発売元／有限会社 南々社
　　　　広島市東区山根町27-2　〒732-0048
　　　　TEL　082-261-8243

印刷製本所／大日本印刷株式会社
＊定価はカバーに表示してあります。